青春文庫

5万人の腸を診てきた専門医が教える

「腸ストレス」が消える食事

松生恒夫

JN061703

青春出版社

はじめに

最近、以前にも増して、「腸活」や「腸内環境」「腸年齢」など、腸の健康に関する話題がテレビ番組や書籍・雑誌などで頻繁に取り上げられるようになりました。

その背景に、２０２０年から始まったコロナ禍の影響があることは間違いないでしょう。

コロナ感染への不安や自粛生活による心理的ストレスが加わって、腸の具合を悪くする人が急増し、腸の健康への関心が高まっているのです。

私は、胃・十二指腸内視鏡検査や大腸内視鏡検査を主体とする消化器内科の専門医ですが、私のクリニックの外来でも、コロナ禍以降、とくにふだんは健康面であまり問題がない30～50代の方で、腸の不調を訴える人が目立って増えてきています。

まさに新型コロナ感染症によるパンデミックの余波で、日本人の腸が悲鳴を上げているのです。

実は、このような〝非常事態〟になる20年近く前から、私は日本人の腸が〝食の欧米化〟の進展などによって、危機的状況に陥っていることをいろいろなメディアを通じて提示してきました。

テレビの健康番組にもたびたび出演し、腸の健康をテーマに執筆した書籍は、100冊をゆうに超えています。

本書はその最新作として、むずかしい理屈は抜きに、腸の健康を取り戻すための最新医学にもとづいた〝食〟のノウハウを中心に1冊にまとめたものです。どれも、私が日ごろの臨床の現場で、患者さんたちにおすすめしているものばかりです。

ところで、よくある腸の症状として便秘があげられますが、いまだに「たかが便秘。自分は軽症だし、たいしたことない」と軽く考えている人が少なくありません。

脅かすわけではありませんが、ショッキングなデータをひとつあげておきます。

アメリカにおける疫学調査で、「便秘がない人のほうが、ある人よりも長生きできる（長寿である）」ということが明らかになっているのです（上図参照）。

ということは、裏を返せば、「腸のストレス」を取り去って排便力を高め、便秘の症状を軽減していけば、一歩ずつ確実に、健康長寿に近づくことができるということなのです。

何事も毎日の積み重ねです。本書を開いて、まずはできることから始めてみてください。そして、自分に合っていると思ったら、それを習慣化することです。

便秘がない人のほうが長生き

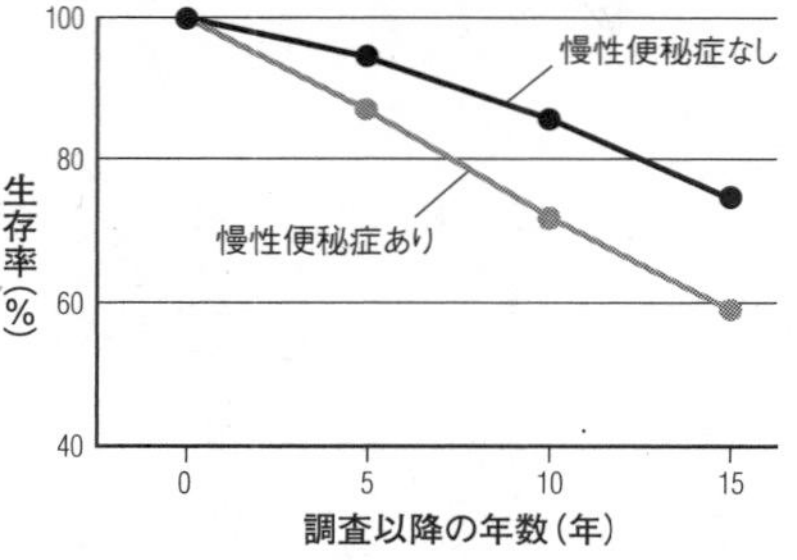

Chang J.Y.et al. The American Journal of Gastroenterology. 105:822-832(2010)

いつ終わるとも知れないコロナ禍のなかで、一人でも多くの方が「腸ストレス」のない快腸生活を取り戻し、本物の健康の味を噛みしめていただければ幸いです。

松生クリニック院長　松生《まついけ》恒夫

#「腸ストレス」が消える食事　目次

序章　「腸ストレス」を取り去れば、9割の不調は解消する

第1章 「腸ストレス」を撃退する最新の食医学

第2章 「腸老化」を止める最新の食医学

第3章　腸から「免疫力」を高める最新の食医学

第4章 「腸ストレス」を遠ざける生活習慣

DTP／エヌケイクルー
編集協力／コーエン企画
本文イラスト／瀬川尚志

序章

「腸ストレス」を取り去れば、9割の不調は解消する

日本人の健康を蝕《むしば》む「腸ストレス」

日本人の腸は、過酷な「腸ストレス」にさらされています。「腸ストレス」とは、腸に大きな負担がかかって、なんらかの不調を引き起こしている状態を指す私の造語です。いま、この「腸ストレス」が日本人に大変多くなっています。

それを象徴するのが大腸がんの増加です。

私は腸の専門医として、これまでに5万件以上の大腸内視鏡検査をおこなってきました。そんななか、以前は日本人には珍しかった大腸がんが、大腸内視鏡検査で見つかる機会が、明らかに増えてきています。

私のクリニックに来た30代のある女性は、最初、「便秘の悩み」で受診しました。便秘だからといって大腸がんがあるとは限りませんが、治療にあたって、背景に大きな病気がないかどうかを確認します。そこで大腸内視鏡検査をおこなったところ、早期大腸がんが見つかったのです。

（図表0-1）大腸がんと胃がんの罹患者数・死亡者数の推移

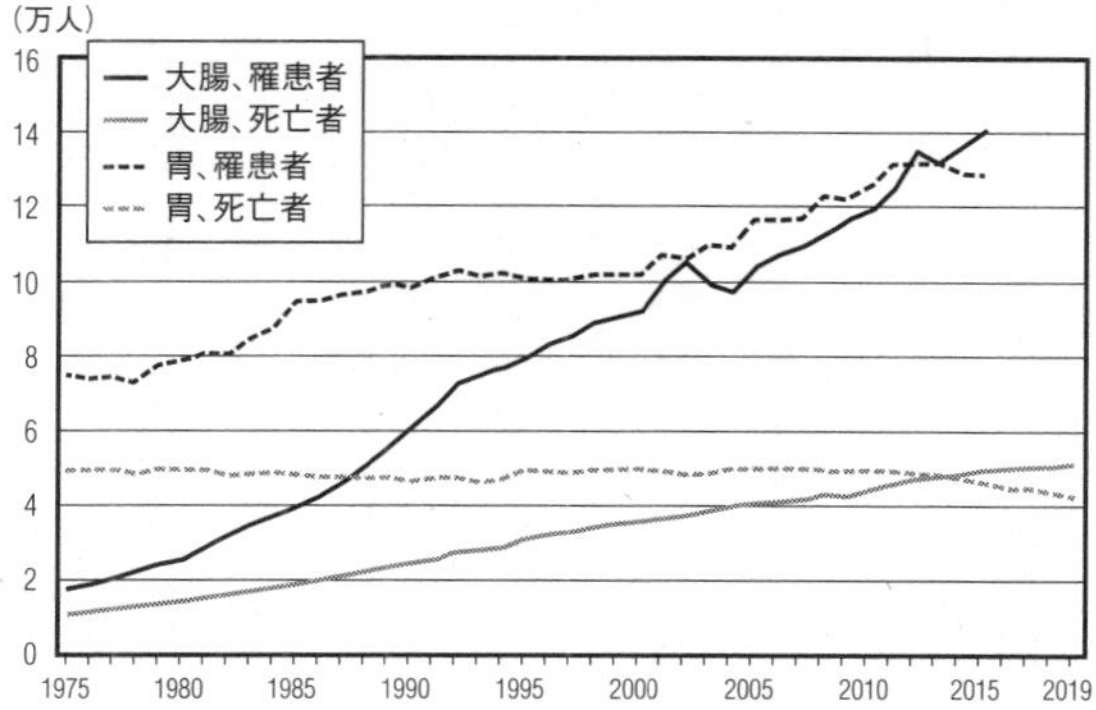

国立がん研究センターがん対策情報センター「がん登録・統計」より

早期ですから自覚症状はありません。便秘とは無関係のもので、偶然に見つかったといっていいでしょう。

その方は、内視鏡による切除術で完治にいたりましたが、「30代のがんも珍しくないのだ」ということを実感した症例です。

統計の数値を見ても、１９６０年代の日本では、大腸がんの罹患率が欧米に比べて低かったのが、１９８０年ごろから高くなり始めました。

日本人に多いがんとされていた胃がんによる死亡数が減少傾向にあるのに対し、大腸がんによる死亡数は逆に増加しているのです（図表０－１）。

大腸がんは、部位別のがん死亡数で女性の1位、男性の3位、男女計では2位と上位に位置します（国立がん研究センター、２０１９年）。

問題は大腸がんだけではありません。「国民生活基礎調査」によれば、男女とも図表０－２に示すように、データを取り始めた１９８９年から、便秘や下痢を認める人口が年々増加傾向にあるのです。

さらには、以前は非常に少なかった難治性の炎症性腸疾患（潰瘍《かいよう》性大腸炎、クローン病）の患者数も、２０２０年には、潰瘍性大腸炎患者数22万人超、クローン病7万人超と増加の一途をたどっています。

このように日本人の腸には、明らかに異変が起きています。その引き金になっているのが腸ストレスです。

逆に、腸ストレスと無縁な人は、腸だけでなく全身状態もよく、生活習慣病にもかかりにくいことを、大腸内視鏡医としての経験から実感しています。

(図表0-2) 便秘や下痢を訴える人の推移

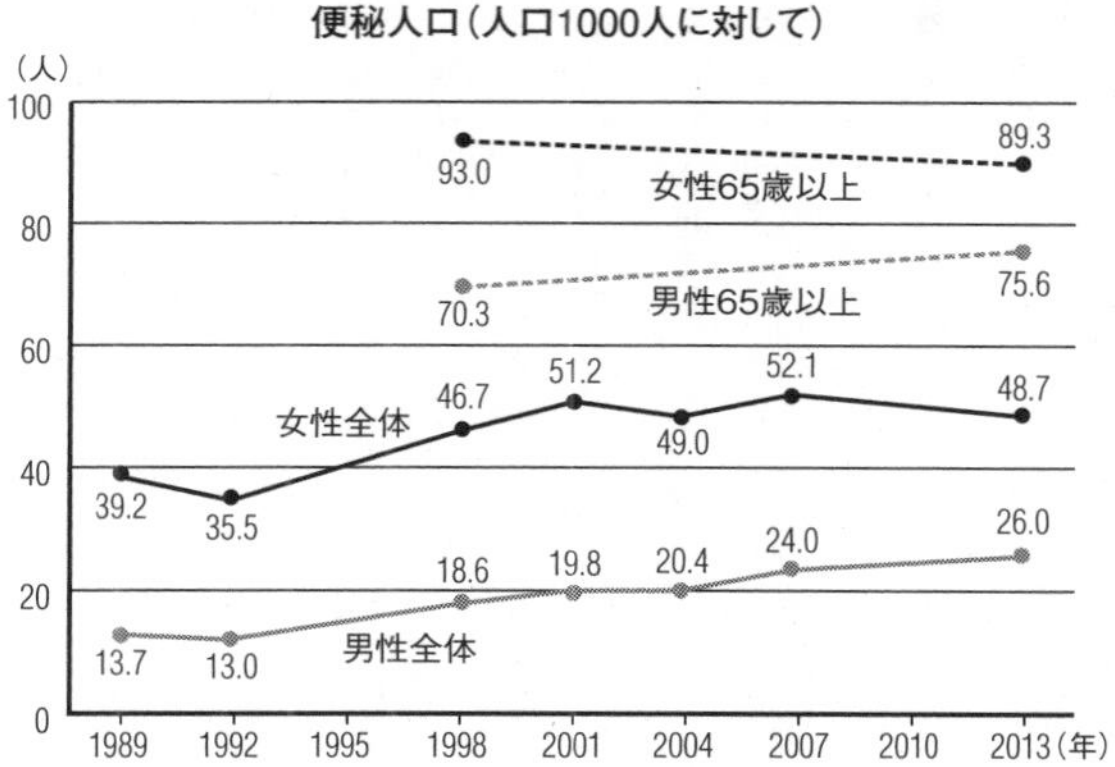

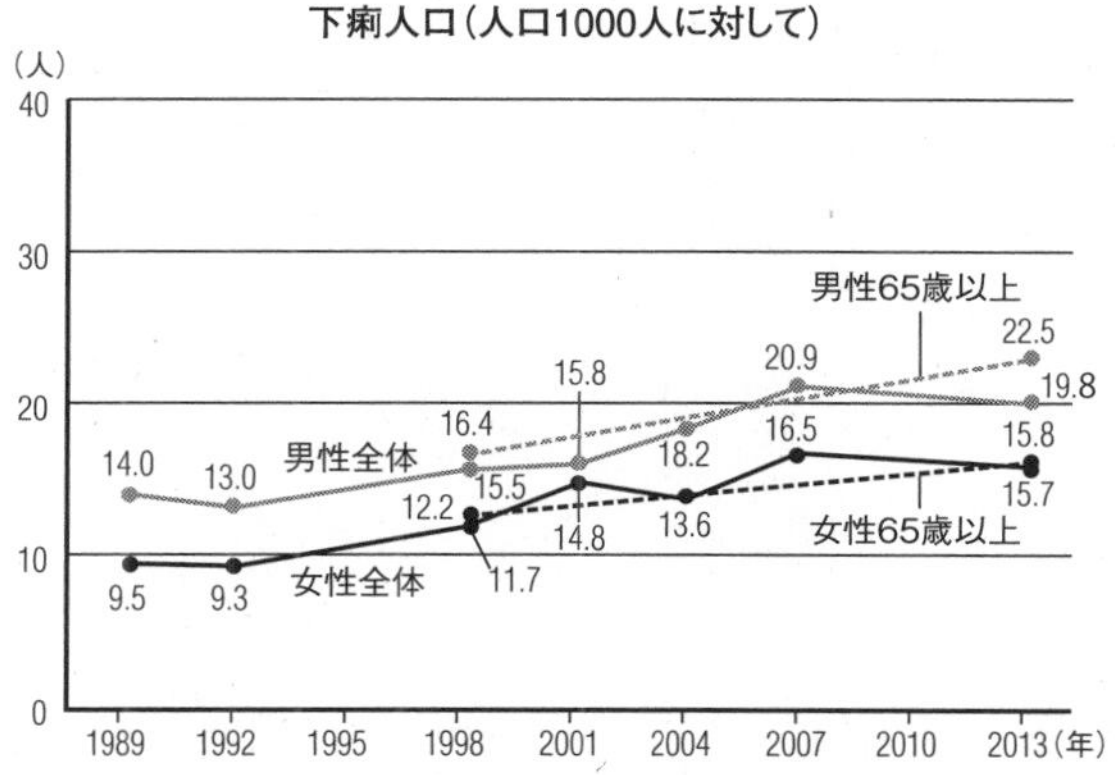

厚生労働省 国民生活基礎調査2013より

腸内のビフィズス菌は年齢とともに減少する

日本人の腸が厳しい腸ストレスにさらされているということは、日本人の腸内環境が悪化していることを意味します。

腸内環境を左右するのが、大腸に棲《す》む腸内細菌です。腸の健康にとって、腸内細菌の善玉菌と悪玉菌のバランスがとれていることが大事とされていますが、日本人は、以前から善玉菌のビフィズス菌が多いといわれてきました。

最近の研究成果を紹介しましょう。早稲田大学理工学術院先進理工学研究科と東京大学大学院新領域創成科学研究科（西嶋傑《すぐる》ら）の共同研究では、日本人を含めた12カ国の人の腸内細菌叢《そう》（腸内フローラ）の比較研究をおこない、日本人の腸内細菌叢の特徴を明らかにしています。

その内容によると、

①日本人の腸内細菌叢は、ビフィズス菌やブラウティアコッコイデス（腸内の有用菌のひとつ）などが優勢であること
②日本人の腸内細菌叢は炭水化物やアミノ酸代謝の機能が豊富だが、細胞運動性や複製・修復機能が少ないこと
③ノリやワカメなどを分解する酵素遺伝子が約90％の日本人に保有されているのに対し、他の11カ国では15％程度であること

などを指摘しています。

日本人の腸ストレスの実態を把握するうえでも、こうした科学的研究のさらなる進展が待たれます。

また、日本人の腸に多いビフィズス菌は、加齢により減少していくこともわかっています。つまり、年齢とともに否応なく善玉菌のビフィズス菌が減少し、そのことで、さらに腸に負担がかかって腸ストレスが増加し、腸内環境が悪化していくことが予測できるのです。

腸を弱らせる6大ストレスの正体

年齢とともに腸内環境が悪化しがちな中高年にとって、日々の腸ストレスはまさにダブルパンチです。

では、どうやってこの腸ストレスを取り除くかですが、その方法を紹介する前に、そもそも腸ストレスとはどのようなものなのか、その正体を詳しくお話ししておくことにしましょう。

私は次の6つのストレスが、腸に負担をかける代表的な腸ストレスと考えています。

①食事の栄養バランスが偏っている「欠食・偏食ストレス」
②寒さ（冷え）による「低体温ストレス」
③緊張状態が続く「心理的ストレス」

④体を動かす習慣がない慢性的な「運動不足ストレス」
⑤不規則な生活による「ライフスタイル・ストレス」
⑥新型コロナウイルス感染症に対する不安や巣ごもり生活による心身の不調などの「コロナ・ストレス」

それぞれの内容を具体的に見ていきましょう。

〈欠食・偏食ストレス〉

排便をうながす大腸の大蠕動《だいぜんどう》運動は、1日に2～3回起こりますが、朝にもっとも強く起こります。ところが、朝食を抜くと（欠食）、朝の大蠕動運動は起こらず、腹部膨満感《ぼうまんかん》（お腹の張り）や便秘につながります。

また、朝食を抜くことで、1日の食物繊維摂取量も減少するので、これまた便秘や最終的には大腸がんのリスク増加をもたらすのです。

さらに、偏食による野菜や果物の摂取不足、肉や揚げ物などの脂質のとりすぎも腸ストレスを招きます。肉や揚げ物に含まれる脂質は酸化しやすく、酸化した脂質が腸にダメージを与えるのです。

酸化ストレスは、腸だけでなく脳にもよくありません。脳に酸化ストレスがかかると、脳血管の動脈硬化が進行して、脳梗塞《こうそく》などの脳血管障害のリスクが高まり、認知症にもかかりやすくなります。


〈低体温ストレス〉

気温差や気圧の変化など、天候によって体調が悪くなることを、最近は「気象病」と呼ぶことがあります。

実際、寒暖差が10度以上になると、心身に大きなストレスがかかります。私はこれを「10度の法則」と呼んでいます。とくに夏は、エアコン使用で室外と室内の温度差が10度以上になるので、注意が必要です。

また、寒さ（冷え）を我慢するだけでも、腸と脳にストレスがかかります。その結果、大腸の働きが低下して便秘にもなるのです。

〈心理的ストレス〉

心身が緊張していると自律神経のうちの交感神経が優位になります。逆にリラックスしていると副交感神経が優位になります。

人間は生きていくうえで適度な緊張は必要ですが、たとえば残業が続いたり、夜遅くまでゲームやSNSに夢中になったりなど緊張状態が長く続くと、自律神経のバランスが乱れ、体はストレスを感じます。

緊張状態が続くと、便秘になることがあります。旅行や出張に行くと便秘になるのは、緊張しすぎて腸の動きが悪くなったり、ダメージを受けたりするためです。

〈運動不足ストレス〉

適度な運動は大腸の動きをよくして、気分をスッキリさせます。ハーバード大学の研究チームによれば、運動が不足すると、心臓病や糖尿病、大腸がん、乳がんが増加するとしています。

また、台湾の国家衛生研究院は、「毎日15分の中程度の運動をする人」の死亡率は「まったく運動をしない人」に比べて14％低く、平均寿命は約3年長いと報告しています。

〈ライフスタイル・ストレス〉

夜更かしして夜中に食事をしたり、お昼近くまで寝ていたりするなど、不規則な生活を続けていると、自律神経のバランスがくずれ、腸の働きにも悪い影響を与えます。「腸ストレス」が蓄積し、やがて便秘や肌荒れなどの症状となって表れます。

また、昼夜逆転の生活は、体に生まれながらに備わっている「体内時計」を狂わせ、体調不良や不眠の原因になります。

〈コロナ・ストレス〉

5つのストレスに新たに加わったのが、新型コロナウイルス感染症によるコロナ・ストレスです。

新型コロナウイルスに感染することへの不安で緊張が高まり、これがストレスとなって腸に負担をかけます。また、感染予防のために自宅に閉じこもりがちになって、運動不足による便秘（在宅便秘）を誘発します。

さらに、新型コロナウイルス感染症に関するさまざまな情報に接して不安感が増幅し、日常生活の楽しさまで奪われてしまうこともストレスにつながります。

いかがでしょうか。これら6つのストレスのいずれとも無縁という人は、おそらくいないのではないでしょうか。コロナ・ストレスという難敵も加わって、腸ストレスの深刻度は増す一方です。

話が専門的になるので詳しくは述べませんが、腸ストレスは全身のさまざまな部位に影響を与える可能性があります。

便秘、下痢、大腸がんなどの腸の病気だけでなく、頭痛、不眠、肥満、肌荒れ、冷え症、糖尿病や脂質代謝異常症などの生活習慣病や、さらには慢性疲労、うつ状態、自律神経失調症などの引き金にもなるのです。

話題のオートミールが腸によい理由

少し暗い話が続いてしまいました。「では、どうすればいいの?」という声も聞こえてきます。詳しくは第1章以降で紹介しますが、ここでは、腸の専門医の立場から、私が一貫して強調してきた腸ストレス対策のキーワードをあげておきたいと思います。

そのひとつが、「食物繊維」です。ストレスにやられた腸を元気にし、健康を取り戻すカギを握るのが、この食物繊維といっていいでしょう。

最近、健康やダイエットにいい食品としてオートミールが注目されていますが、その効果の秘密も食物繊維にあります。

オートミール(oatmeal)の「oat」とはオート麦(日本名:燕麦《えんばく》)、「meal」は食事の意味で、つまり、燕麦を押しつぶして加工した食品のことです。NHKテレビで「腸活レシピ」のひとつとして取り上げられたこともあって、全国的に話題を呼びました。

食物繊維には「不溶性食物繊維」と「水溶性食物繊維」の2種類があります。オートミールには、2種類の食物繊維がバランスよく含まれているのが特徴です。

オートミールの食物繊維は不溶性・水溶性合わせて100g中9・4gで、これは玄米の約3倍です（ちなみに、厚生労働省による1日の摂取基準は成人男性で21g以上、成人女性で18g以上）。

さらに、タンパク質は玄米の約2倍、カルシウムは約5倍も含まれているのです。

水溶性食物繊維のなかの発酵性食物繊維（β《ベータ》－グルカン）の豊富さもオートミールの特徴。β－グルカンは腸内の善玉菌のエサとなるなど、腸内環境を改善することが知られており、その効果はアメリカ食品医薬品局（FDA）も認めています（60ページ）。

「そもそも食物繊維に2種類あるなんて知らなかった！」という方も少なくないと思います。ここで、不溶性食物繊維と水溶性食物繊維の特徴をおさらいしておきましょう。その違いは、決して小さくありません。

◇不溶性食物繊維の特徴

水に溶けない食物繊維で、硬くて消化されず、胃や腸で水分を吸収して大きくふくらむので、適度の量であれば、腸を刺激して蠕動運動を活発にし、便通をよくしてくれます。

また、大腸内で発酵すると善玉菌が増加するため、大腸の環境をよくしてくれる働きもあります。

穀類や芋類、豆類、根菜類に比較的多く含まれ、ほかにもカニの甲羅やエビの殻などに含まれるキチンも不溶性食物繊維のひとつです。

◇水溶性食物繊維の特徴

水に溶ける食物繊維で、ネバネバしていて、水に溶けてゲル状になり、食べ物を包み込むため、消化吸収を穏やかにし、腹持ちがよくなって、血糖値の急激な上昇を抑えてくれます。

また、コレステロールを吸収して、便と一緒に排出されるため、コレステロール値の増加を抑える効果もあります。

さらに、不溶性食物繊維と同様、大腸内で発酵すると善玉菌が増加し、大腸の環境をよくしてくれます。その効果は水溶性食物繊維のほうが高いことがわかっています。

あとで詳しく紹介するキウイフルーツやバナナ、リンゴ、柑橘類《かんきつるい》などの果物、大麦やもち麦、コンブやワカメなどの海藻類に多く含まれています。

あなたの「腸ストレス」度をチェック

これまでお話ししてきたことを予備知識として頭に入れていただくと、次の章からの話がグッとわかりやすく、また役に立つと感じていただけると思います。

さて、腸ストレスは自分では気づかないうちにどんどんため込まれ、ある日突然、病気となって出現してきます。

そこで、本題に入る前に、いまの自分の腸ストレスがどの程度なのかをチェックするためのリストを次にあげておきます。

ぜひ、あなたもチェックしてみてください。当てはまる「イエス」の項目が多いほど、腸ストレスが高まっている可能性大です。

「腸ストレス」のセルフチェック・リスト

□朝食を抜いてしまうことが多い
□野菜、果物、キノコ類はあまり食べない
□納豆は苦手
□料理にはサラダ油をよく使う
□ヨーグルトやチーズをよく食べる
□魚より肉が好き
□お酒をつい飲みすぎてしまう

□現在ダイエット中（糖質オフダイエット）、あるいはいままでにダイエットの経験がある
□トイレに行きたくても我慢することがある
□1年以上、下剤を使っている
□運動不足気味（週2時間以下しか運動していない）
□睡眠時間は1日6時間以下
□職場や仕事でストレスを感じる
□ねこ背など、姿勢が悪い
□暑い季節にはエアコンで体を冷やしたり、冷たいものをよく飲んだり食べたりする
□新型コロナ感染症に対しての不安が強い

いくつチェックがついたでしょうか。あなたの腸ストレス度を診断してみましょう。

あなたの腸ストレス度は？

・1〜3個

健康な状態。ふだんから腸に負担をかけない「腸ストレス・フリー」に近い生活を送っています。

・4〜6個

「腸ストレス」予備軍。このままだと「腸ストレス」へと突き進んでしまいます。腸に負担をかけない生活を心がけましょう。

・7〜13個

「腸ストレス」状態。便秘や頭痛、イライラなど、気になる症状が表れているはずです。すぐに生活全般を見直して、「腸ストレス」を減少させましょう。

・14個以上

重度の「腸ストレス」状態。腸はもちろん、脳にかかっているストレスも相当だと考えられます。ひどい便秘などを抱えているのではないでしょうか。すぐに対処が必要です。

自分の腸ストレス度がどのくらいなのかおわかりいただけたと思います。

では、次章より、腸ストレスを取り去ってくれる食べ物・食べ方を紹介していきましょう。

第1章

「腸ストレス」を撃退する最新の食医学

「腸ストレス」を取り去れば体がよみがえる

腸の専門医としての長年の経験からいえるのは、進行したがんなど、腸に大きな問題がある場合を除いては、どんな人でも腸ストレスを取り去ることで、心身を元の健康な状態によみがえらせることができるということです。

そもそも、私が食材を中心にしたライフスタイルの改善によって腸の健康を取り戻そうと考えたのは、がんこな便秘などで疲弊した腸が食事中心の療法できれいになり、元のように活発に動く様子を大腸内視鏡検査で実際に見ているからです。

具体的には、もち麦（スーパー大麦）やキウイフルーツ、バナナをはじめとする腸の善玉菌を活性化させる食材や、腸の蠕動運動をよくする食材です。

そこで、この章では、腸をよみがえらせる最新の食常識を取り上げます。紹介する食材をすべてとる必要はありませんが、気に入ったものを複数、組み合わせてとることをおすすめします。

また、腸の老化を防ぐ食材については第2章を、腸から免疫力を高める食材については第3章を、それぞれ参考にしてください。

腸ストレスからくる軽い便秘や停滞腸《ていたいちょう》（143ページ）の人であれば、これらの方法で腸の働きが大きく改善します。食事療法は長く続けることが大事なので、がんばりすぎないことも大切です。

腸の健康を左右する食物繊維

食物繊維が便秘によい、ということは多くの人が理解しているでしょう。でも、「食物繊維って何？」と聞かれて正確に答えられる人は少ないのではないでしょうか。

『日本食品標準成分表』によると、食物繊維は「ヒトの消化酵素で消化されない食品中の難消化性成分の総称」と定義されています。

つまりは人間の体に消化・吸収されない成分であり、その意味では、ビタミンやタンパク質などのように、消化・吸収されて力を発揮する栄養成分とは性質が違います。このため、以前は、「栄養のない食べ物のカス」といわれ、あまり重要視されていませんでした。

これが注目されることになったのは第二次世界大戦後です。アフリカで活動していた医師たちが、ヨーロッパで増え続ける便秘や大腸がんなどの大腸疾患が、アフリカでは極端に少ないことに気づきました。これには普段の食生活（なかでも食物繊維）が大きく関わっているのではないか、と考えたのです。

その後、各国での研究が進み、近年は脂質、タンパク質、糖質にビタミン、ミネラルを加えた五大栄養素に、食物繊維が第六の栄養素として位置づけられるようになったのです。

食物繊維で免疫力がアップする

序章でも書いたように、食物繊維には不溶性食物繊維と水溶性食物繊維があります。

前者は水に溶けない食物繊維で、セルロースなどが多く含まれる穀物や、レタス、キャベツなどの野菜が代表。文字どおり繊維質状のものです。

後者は水に溶ける食物繊維のことで、コンブやワカメなど、低分子アルギン酸ナトリウムの多い海藻類や、リンゴなど熟した果実に多いペクチンを含む食材が代表。ネバネバ、ヌルヌルした性状のものが多いのが特徴です。

食物繊維は便通だけでなく、生活習慣病や全身の免疫力アップに役立ちます。まだ研究途上ですが、これまでに明らかになっている食物繊維の効果についてまとめておきましょう。

〈保水性〉

水分を保つ性質です。これは水溶性食物繊維の特徴で、これにより便がやわらかくなって便のカサを増やす効果があります。

〈粘性〉

水に溶けるとネットリしたゲル状になる性質です。レンコンなどに含まれるペクチン、ヤマイモなどに含まれるグルコマンナンがこの性質を持っています。ゲル状になると食物はゆっくり移動するようになり、血糖値が上がりにくくなったり、血中コレステロールが下がったりするなどの効果があります。

〈吸着性〉

コレステロールや胆汁《たんじゅう》から発生する胆汁酸、および食物のなかの有害物質を表面にくっつけて（吸着性）便のなかに排泄《はいせつ》する性質です。コレステロールや胆汁酸が排泄されると血中コレステロールが低下します。動物実験ではありますが、ダイオキシンなどの有害物質の排泄をうながす働きも確認されています。

〈発酵性〉

食物繊維は、大腸に棲む善玉菌によって分解される成分もあります。分解後は有機酸や短鎖脂肪酸《たんさしぼうさん》（151ページ）と呼ばれるものに変わり、その結果、大腸のなかが酸性になって、有害な細菌が棲みにくくなり、腸が健康になるというわけです。また、短鎖脂肪酸のうちの酪酸《らくさん》は大腸の第一のエネルギー源となります。つまり、食物繊維をとらないと腸のエネルギー源を十分に得ることができないのです。

食物繊維は、とり方を間違えると逆効果

では、その食物繊維をどうとったらいいのでしょうか。

食物繊維というと「生野菜」「サラダ」というイメージが強いからか、現実には不溶性食物繊維ばかりをせっせと食べているケースが多いようです。野菜や穀物、芋類は、たしかに食物繊維を多く含むのですが、不溶性食物繊維の割合が高い傾向があります。

不溶性食物繊維は水に溶けないため、水分を多くとらないと便が硬くなってしまったり、お腹の張りが強くなったりします。とくに、年齢とともに腸の働きが落

ちている高齢者の場合では、不溶性食物繊維のとりすぎはおすすめできません。

実際、最近の高齢の便秘の患者さんの食事内容をチェックしてみると、意識的に食物繊維をとろうとするあまり、不溶性食物繊維を多くとりすぎ、そのために便が硬くなり、ますます排便しにくくなっている人が少なくありません。

また、若い女性の間でブームになった玄米食中心の「マクロビオティック」という食事療法も、水溶性食物繊維が不足しがちな傾向があり、かえって便秘を悪化させてしまっている人が多いように見受けられます。

食物繊維は、どちらか一方だけでもとればいい、というものではなく、それぞれをバランスよくとることが重要です。

私が長年、患者さんを診てきた経験から導いた理想的なバランスは、不溶性食物繊維と水溶性食物繊維を2対1の割合でとることです。

まずは、日ごろの食事で、意識的に水溶性食物繊維を比較的多くとるように心がけること。水溶性食物繊維を多く含む食材はこの後紹介しますが、それを意識してとることで、結果的に理想の2対1に近づくことができるのです。

太りにくく便秘になりにくい食品の見つけ方

ダイエットのことを考えれば、食物繊維の量だけでなく、食品に含まれる糖質の量も気になるところです。

つまり、腸の健康にも、ダイエットにもよい食品を選ぶ際には、食物繊維（ファイバー）と糖質の含有量がポイントということになります。

そこで私は、食物繊維と糖質の比で示す新しい指標であるファイバー・G・インデックス（FGI）値を考案しました（Gはグルコース＝ブドウ糖のこと）。計算式は次のとおり。

FGI値＝糖質（g）÷食物繊維量（g）

この値が低ければ低いほど、その食品は糖質量が少なく食物繊維量が多いということになり、太りにくく便秘になりにくいことを示しています。

ＦＧＩ値の評価の目安は、19以下なら青信号（安心して食べられる）、20〜50なら黄色信号（食べすぎに注意）、51以上なら赤信号（できるだけ避けるか少量に）と考えてください。主な食品のＦＧＩ値は、一覧表のとおりです（図表1－1）。

ちなみに、買ってきた食品のＦＧＩ値は、食品のパッケージに記載されている「栄養成分表示」をもとに簡単に算出できます。

あるコンビニで売られている2種類のおにぎりの栄養成分表示を例に、ＦＧＩ値を計算してみましょう。

・おにぎりＡ
熱量187kcal　タンパク質4・8g　脂質2・5g　炭水化物37・6g（糖質34・9g　食物繊維2・7g）　食塩相当量1・02g（推定値）

ＦＧＩ値＝糖質34・9g÷食物繊維2・7g＝12・9

（図表 1-1） 身近な食品のＦＧＩ値一覧表

※利用可能炭水化物（単糖当量）＝糖質と考えてよい

【ＦＧＩ値が 19 以下】…青信号（安心して食べられる） 【ＦＧＩ値が 20 ～ 50】…黄色信号（食べすぎに注意） 【ＦＧＩ値が 51 以上】…赤信号（できるだけ避けるか少量に）

食品名	エネルギー量（kcal）	利用可能炭水化物（単糖当量 g）	食物繊維総量（g）	ＦＧＩ値
糖類				
玄米ご飯	152	35.1	1.4	25.1
もち	223	50.0	0.5	**100.0**
オートミール	350	63.1	9.4	6.7
食パン	248	48.2	4.2	11.5
フランスパン	289	63.9	2.7	23.7
ロールパン	309	49.7	2.0	24.9
うどん（ゆで）	95	21.4	1.3	16.5
そば（ゆで）	130	27.0	2.9	9.3
そうめん・冷や麦（ゆで）	114	25.6	0.9	28.4
中華めん（ゆで）	133	27.7	2.8	9.9
スパゲッティ（ゆで）	150	31.3	3.0	10.4
ビーフン	360	79.9	0.9	**88.8**
トウモロコシ	341	71.2	9.0	7.9
イモおよびでんぷん類				
サツマイモ（皮付き・蒸し）	129	31.1	3.8	8.2
サトイモ	53	11.2	2.3	4.9
ジャガイモ（皮なし・生）	59	17.0	8.9	1.9
ナガイモ	64	14.1	1.0	14.1
緑豆はるさめ（ゆで）	78	19.8	1.5	13.2
普通はるさめ（ゆで）	76	19.7	0.8	24.6
豆類				
アズキ（全粒・ゆで）	122	18.2	12.1	1.5
大豆（ゆで）	163	1.6	8.5	0.2
充てん豆腐	56	0.8	0.3	2.7
油揚げ（生）	377	0.5	1.3	0.4
納豆	190	0.3	6.7	0.0
豆乳	44	1.0	0.2	5.0

【FGI値が19以下】…青信号（安心して食べられる）　【FGI値が20～50】…黄色信号（食べすぎに注意）　【FGI値が51以上】…赤信号（できるだけ避けるか少量に）

食品名	エネルギー量（kcal）	利用可能炭水化物（単糖当量g）	食物繊維総量（g）	FGI値
野菜類				
アスパラガス（ゆで）	25	2.3	2.1	1.1
枝豆（ゆで）	118	4.6	4.6	1.0
オクラ（ゆで）	29	2.1	5.2	0.4
カブ（皮付き・生）	18	3.0	1.5	2.0
カボチャ（ゆで）	50	9.9	3.6	2.8
カリフラワー（ゆで）	26	3.0	3.2	0.9
キャベツ	21	3.5	1.8	1.9
キュウリ	13	2.0	1.1	1.8
ゴボウ	58	1.1	5.7	0.2
コマツナ（ゆで）	14	0.3	2.4	0.1
ショウガ	28	4.2	2.1	2.0
セロリ	12	1.4	1.5	0.9
ダイコン（皮なし・生）	15	2.9	1.3	2.2
タマネギ	33	7.0	1.5	4.7
トマト	20	3.1	1.0	3.1
ナス	18	2.6	2.2	1.2
ニガウリ	15	0.3	2.6	0.1
ニンジン（皮なし・生）	30	5.8	2.4	2.4
ニンニク	129	1.1	6.2	0.2
ネギ	35	3.6	2.5	1.4
ハクサイ	13	2.0	1.3	1.5
ピーマン	20	2.3	2.3	1.0
ブロッコリー（ゆで）	30	1.3	4.3	0.3
ホウレンソウ（ゆで）	23	0.4	3.6	0.1
大豆モヤシ（ゆで）	27	0.5	2.2	0.2
レタス	11	1.7	1.1	1.5
レンコン	66	14.2	2.0	7.1

【FGI値が19以下】…青信号（安心して食べられる）　【FGI値が20～50】…黄色信号（食べすぎに注意）　【FGI値が51以上】…赤信号（できるだけ避けるか少量に）

食品名	エネルギー量（kcal）	利用可能炭水化物（単糖当量g）	食物繊維総量（g）	FGI値
果物				
イチゴ	31	6.1	1.4	4.4
柿	63	13.3	1.6	8.3
グレープフルーツ	40	7.5	0.6	12.5
レモン	43	2.6	4.9	0.5
キウイフルーツ（緑）	51	9.6	2.6	3.7
ナシ	38	8.3	0.9	9.2
パイナップル	54	12.6	1.2	10.5
バナナ	93	19.4	1.1	17.6
ブドウ（皮なし・生）	58	14.4	0.5	28.8
ブルーベリー	48	8.6	3.3	2.6
メロン	40	9.6	0.5	19.2
モモ	38	8.4	1.3	6.5
リンゴ（皮なし・生）	53	12.4	1.4	8.9
温州ミカン	49	9.2	1.0	9.2
キノコ類				
エノキタケ	34	1.0	3.9	0.3
キクラゲ（ゆで）	14	0.2	5.2	0.0
シイタケ	25	0.7	4.9	0.1
ブナシメジ	22	1.4	3.5	0.4
ナメコ（水煮缶詰）	13	1.4	2.5	0.6
エリンギ	31	3.0	3.4	0.9
マイタケ	22	0.3	3.5	0.1

【FGI値が19以下】…青信号（安心して食べられる） 【FGI値が20～50】…黄色信号（食べすぎに注意） 【FGI値が51以上】…赤信号（できるだけ避けるか少量に）

食品名	エネルギー量（kcal）	利用可能炭水化物（単糖当量g）	食物繊維総量（g）	FGI値
海藻類				
味付けノリ	301	14.3	25.2	0.6
コンブ　つくだ煮	152	20.6	6.8	3.0
カットワカメ（乾）	186	0.0	39.2	0.0
菓子類				
カステラ	312	65.7	0.5	**131.4**
くし団子（こしあん）	198	47.8	1.2	39.8
くし団子（みたらし）	194	47.4	0.3	**158.0**
大福もち（こしあん）	223	53.4	1.8	29.7
どら焼き（こしあん）	282	61.2	1.5	40.8
練りようかん	289	71.9	3.1	23.2
揚げせんべい	458	75.9	0.5	**151.8**
醤油せんべい	368	88.4	0.6	**147.3**
あんパン（こしあん）	253	51.6	2.5	20.6
クリームパン	286	45.7	1.3	35.2
シュークリーム	223	25.3	0.3	**84.3**
ショートケーキ（イチゴ）	314	44.3	0.9	49.2
ドーナツ（プレーン）	379	45.2	1.5	30.1
ホットケーキ	253	47.4	1.1	43.1
ミルクチョコレート	551	59.3	3.9	15.2

エネルギー量、利用可能炭水化物（単糖当量）、食物繊維総量はいずれも100g当たり、小数第1位以下は四捨五入。太数字はFGI値80以上

『八訂食品成分表2021』（女子栄養大学出版部）より

・おにぎりB

熱量202kcal　タンパク質3・4g　脂質0・5g　炭水化物46・2g（糖質45・7g　食物繊維0・5g）　食塩相当量0・83g（推定値）

FGI値＝糖質45・7g÷食物繊維0・5g＝91・4

おにぎりAは、FGI値が19以下なので青信号、おにぎりBは51以上なので赤信号。腸の健康とダイエットを考えるなら、おにぎりAがベターであることがわかります。

重症便秘の高齢者にコンブやキノコはNG

水溶性食物繊維の含有量の多い食べ物のなかでも、海藻類のコンブやワカメ、キノコ類をとるときに注意しなければならないことがあります。比較的消化が悪いものが多いということです。

とくにコンブはよく噛まないと未消化のまま大腸に到達することさえあります。したがって、コンブなどの海藻類をとるときは、まずよく噛むことが必要です。ひどい便秘の高齢者、およびお腹の手術の既往のある人はとらないほうが無難です。

うまく噛めないのであれば、市販されている水溶性食物繊維の一種であるポリデキストロース含有飲料などでとるといいでしょう。

とくに高齢者で、直腸内に貯留《ちょりゅう》して便秘になってしまう人や、食事の量があまりとれない人では、この食物繊維含有飲料は簡単に摂取できることもあり、有効です。

テレビや雑誌などの健康情報では、便秘に対して食物繊維を多くとることをすすめていますが、食物繊維の種類までは述べていないため、誤った食物繊維のとり方をして、かえって腸に負担をかけている人がたくさんいます。注意が必要です。

食物繊維は朝より昼に多くとる

水溶性食物繊維と不溶性食物繊維を合わせた総食物繊維の摂取量としては、1日あたり25グラムを目標にするとよいでしょう。

厚生労働省は現在、健康な生活を維持するために、1日あたり成人男性で21g以上、女性で18g以上をとるようにすすめています。

また、日本肥満学会による「肥満・肥満症の指導マニュアル」では、肥満の人に対して、食物繊維を1日30g以上とるように指導しています。

これらを総合して、私はまずは「1日25g」という数字をみなさんにおすすめしています。

現代の日本人の実際の食物繊維の摂取量は1日平均14g、20代女性では12gという少なさです。ですから、25gを達成することはそう簡単ではないかもしれませんが、可能な限り近づけてほしいものです。

また、食物繊維の摂取時間も大事です。食物繊維は便のカサを増やす一方で、消化に時間がかかるので、朝よりも腸の働きがより活発になる昼に多めにとることがポイントです。

証明されたキウイフルーツの便秘改善効果

手軽に食物繊維をバランスよくとれる食べ物として、おすすめしたいのがキウイフルーツです。

キウイフルーツは可食部100g中、不溶性食物繊維1・8gに対し、水溶性食物繊維0・7gと、私がおすすめする2対1の理想のバランスに近い割合の食物繊維を含んでいます。

キウイフルーツの果肉に含まれている水溶性食物繊維は、主としてペクチン類、ガラクタン、そして後述するβ-グルカンの一種であるキシログルカンなどです。

以前、私は、キウイフルーツの便通改善効果の調査に関わったことがあります。

2012年の6~7月に、全国の親子498組を対象に実施しました。

同調査は、1日1回の排便のない、便秘ぎみ・便秘の、中学・高校生の子どもと、その母親を対象に、1日1個のキウイフルーツを2週間(14日間)継続してとったあとの、便通改善効果を実感調査したものです。その結果、7割弱(68・2%)に、便通頻度の改善が見られました。

海外の研究でも、キウイフルーツは便秘患者の排便促進に役立つことがわかっています。

ニュージーランドの大学における「多施設共同臨床試験結果からみるキウイフルーツの消化器機能にもたらす効果」という調査でも、成人患者における便秘そのほか関連症状の軽減へのキウイフルーツの効能が示されています。

また、61歳以上の健康な成人を対象におこなった試験でも、腸機能の改善が見られました。

キウイフルーツは腸が喜ぶ成分の宝庫

キウイフルーツには、ファイトケミカル（とくにタンニン酸、ジヒドロキシ安息《あんそく》香酸《こうさん》などのポリフェノール）が豊富に含まれています。

ファイト（フィト）はギリシャ語で「植物」、ケミカルは英語で「化学」という意味で、すなわちファイトケミカルとは「植物が作る化学物質」と日本語に訳されており、植物に含有される機能性成分の総称となっています。

その作用は、抗酸化作用（生体内で酸素が関与する有害な作用を抑えて、病気や老化の元となる活性酸素を無害化する働き）、がん抑制作用など、多くの働きがあることがわかっています。

キウイフルーツなら、食後のデザートなどに美味しく手軽にファイトケミカルをとれるので、おすすめです。

キウイフルーツは、ほかにも、ビタミンC、ビタミンE、カリウム、葉酸《ようさん》など、腸の調子を整えるのに役立つ栄養素を多く含んだフルーツなので、ぜひ意識的にとってほしいと思います。

キウイフルーツの効果的な食べ方

水溶性食物繊維が豊富なキウイフルーツに、腸へのさまざまな健康効果が認められているエキストラ・バージン・オリーブオイルをかけて食べると、キウイが適度にまろやかになって美味しく、腸にもいい、一石二鳥の食べ方になります。

キウイフルーツはグリーンタイプのほうが食物繊維量は少し多いのですが、ゴールデンタイプのほうが個人的には美味しいと感じています。好みで選んでいただければいいでしょう。

あるテレビ番組で、便秘傾向の女性たちに「キウイフルーツのオリーブオイルがけ」を10日間、毎日2個食べてもらったところ、最終的に全員に毎日排便があるようになりました。ご本人たちの話では、こんなに腸の調子がよくなったのは初めてだったそうです。
1日2回、午前と午後に1個ずつ食べることをおすすめします。

〈キウイフルーツのオリーブオイルがけの作り方〉

【材料】

・キウイフルーツ　1個（1日2回）
・エキストラ・バージン・オリーブオイル　キウイ1個に対してティースプーン2杯程度

【作り方】

①キウイフルーツを半分に割って、真ん中を穴を掘るようにひと口食べる。
②そこにティースプーン1杯のオリーブオイルを垂らして食べる。もう片方も同様にして食べる。

高齢者には「もち麦」がおすすめ

最近、私のクリニックの便秘外来に来る高齢者の患者さんに強くおすすめしているのが、水溶性食物繊維を多く含有している、もち麦です。近頃では、もち麦を使ったいろいろな食品も店頭に並ぶようになり、人気を集めています。

高齢者の場合、腸管機能の低下が見られるので、大腸のなかで食物残渣《しょくもつざんさ》（便のもと）が滞《とどこお》り、水分が再吸収されてしまうので、どうしても便が硬くなりがちです。

そこで、水分を吸収して便をやわらかくしてくれる水溶性食物繊維の含有量が多い大麦の一種、もち麦がよいのです。

大麦は、米、小麦、トウモロコシに次いで世界で4番目に多く生産されています。日本でも昔からおなじみの穀物で、明治時代には、一般庶民は、ひきわり飯（米4～6に対して大麦6～4の割合）にして食べていました。

昭和40年ごろまでは、日本での大麦摂取量は、米に次ぐ主食の地位にあったのですが、その後、主食用大麦の摂取は減少していきました。

しかし最近の研究で、大麦には、水溶性食物繊維であるβ－グルカンが多く（総重量の3～6％）含まれることが指摘されるようになり、見直され始めました。β－グルカンは、米や小麦には含まれていません。大麦ならではの、世界が注目する成分なのです。

アメリカ食品医薬品局も認める大麦の効果

大麦β－グルカンには、さまざまな健康効果が認められています。水溶性食物繊維の一種であるβ－グルカンは、胃や小腸で消化されず、水に溶けた状態では高い粘性があることから、小腸内を通過するときに糖質や脂質を吸着して、吸収を抑え、有害物質とともに体外に排出する作用があります。

そのため、血糖値の上昇抑制、血中コレステロール値の低下、血圧降下作用などの効果があり、2006年、アメリカのFDA（アメリカ食品医薬品局）が、大麦および大麦を含んでいる食品に「冠動脈疾患《かんどうみゃく》（CAD）のリスク低下に役立つ」と表示することを許可しているほどです。

また、β-グルカンが腸の免疫系を活性化して感染抵抗力を高める効果や、慢性の炎症を抑える効果なども報告されています。

さらには、大腸内に存在する善玉菌の栄養源となることで、善玉菌が増殖して腸内環境が整えられ、病気や老化の原因となる悪玉菌の増加を抑制する効果も指摘されています。

便秘を解消して老廃物の腸内滞在時間を短くすることで、大腸の腸内環境を整え、大腸の表面細胞を正常にして、がん細胞に変化するのを予防することも期待されています。

β-グルカンが無理なくとれる「もち麦ご飯」

そんな腸にいい大麦β-グルカンが無理なくとれる「もち麦」ご飯の作り方を紹介しましょう。

〈もち麦ご飯の作り方〉

【材料】

・米　１合（１５０ｇ）
・もち麦　½合（75ｇ）
・水　米を炊く分の水＋もち麦分の水１５０㎖

【作り方】

①米を洗ってざるにあげて水けを切る。
②炊飯器に①の米を入れたら1合の目盛りまで水を入れる。そこにもち麦を入れ、もち麦分の水を加え、軽く混ぜて30分以上浸水させる。
③炊飯ボタンを押して炊く。
＊もち麦の水分は重量に対して倍の水を加える。米の水分は米の重量に対しては1・5倍、容量（カサ）に対しては1・2倍が標準。

バナナに含まれるマグネシウムが効く

最近、腸に効く手軽な日常食として、もち麦と並んで私が強く推しているのが、バナナです。バナナは1年中手に入るし、しかも安価でボリュームもあります。手軽にとれて腸の健康に役立つ食べ物の代表といえるでしょう。

注目すべきは、バナナに含まれるマグネシウムの存在です。バナナの効用を説明する前に、マグネシウムの働きについて簡単にお話ししておくことにしましょう。

マグネシウムは、体内でエネルギーを作り出す際の補酵素《ほこうそ》（酵素の働きを助ける物質。コエンザイム）として働く、人間の生命活動に欠かせないミネラルです。

しかし、日本人のマグネシウム摂取量は減少傾向にあり、厚生労働省が設定している1日の摂取目標370㎎（30～49歳・男性）に対して、平均的な摂取量は250㎎程度で、不足している状態です。

これは玄米や大麦、雑穀などの穀物消費量が減少したことが一因であると見られています。玄米では100gあたり53㎎のマグネシウムが含まれているのに対し、精白米だと18㎎しか含まれていません。

ただでさえ現代の日本人は穀物の摂取量が減ってきているのに、主食も精白米や精白小麦で作られたパンになってしまったため、マグネシウム摂取量が大幅に減ってしまったと考えられます。

また、現代の脂肪過多の食生活も、マグネシウム摂取量の不足を招いている一因です。余分な脂肪分、とくに不飽和脂肪酸（植物油脂、魚油など）と合わさることによって、食材中のマグネシウムの一部が変化し、体内に吸収されにくくなるためです。

ただし、同じ不飽和脂肪酸でもオリーブオイルとマグネシウムの組み合わせの場合は、脂肪が吸収されずに腸内に残り、食物残渣と混ざって、便通をよくする働きがあると考えられています。

昔から便秘薬として使われたマグネシウム

マグネシウムは製剤として(酸化マグネシウム)、日本では100年以上も昔から胃腸の薬に使われています。

当初はその制酸作用から胃薬として服用されたのですが、便通促進効果が認められると、便秘薬としても用いられるようになりました。

これは、マグネシウムが、腸の内容物に水分を引き寄せてやわらかくし、それとともに、ふくらんで腸への拡張刺激が加わることによるものです。刺激の強いアントラキノン系の下剤(漢方の生薬《しょうやく》やアロエ、センナなどを配合)とは違って、大腸メラノーシス（大腸の粘膜が黒ずむ大腸黒皮症）を引き起こさない、比較的副作用の少ない便秘薬として、現在でもよく使われています。

ただし、酸化マグネシウムは、慢性腎炎など腎臓に障害がある方は、腎臓でマグネシウムの排泄ができにくくなることもあって、血中マグネシウム濃度が上がり、かえって健康に害を与えます。

そのため、マグネシウム製剤を常用する際は、定期的に、血中マグネシウム濃度、血中クレアチニン値（腎機能）などをチェックする必要があります。

老化予防や美容にもバナナを

マグネシウムは、玄米などのほかに、コンブやヒジキ、カキ、カツオ、ホウレンソウ、サツマイモ、バナナ、納豆、ゴマ、落花生、岩塩、ミネラルウォーター（硬水）などに多く含まれています。

そのなかでもおすすめなのが、先にもあげた、手軽に食べられるバナナです。

バナナには、マグネシウム（100g中32mg）のほかにも、カリウムなどのミネラル類、ビタミンB群、葉酸、ビタミンE、食物繊維（100g中、水溶性食物繊維0・1g、不溶性食物繊維1・0g）、オリゴ糖（102ページ）など、腸にも全身の健康にも有益な成分が比較的多く含まれています。

また、バナナに含有されるアミノ酸の一種であるトリプトファンは、ビタミンB_6とともに作用し、セロトニンを合成するのに必要な成分です。リラックスホルモンであるセロトニンは、95％が腸で産生され、腸管運動を起こす物質として作用します。

さらに、バナナには抗酸化物質のポリフェノールが含まれており、果実のなかでは比較的強い抗酸化作用を発揮します。

以前、日本バナナ輸入組合にお願いして、バナナの皮膚と腸に対する効果を調査したところ、バナナを4週間にわたって連日摂取すると、排便状況が改善し、さらに皮膚の水分、油分、弾力などが明らかに改善することがわかりました。

つまり、バナナの摂取で腸内環境がよくなると、皮膚の水分量が増加すること、つまりは美容効果、老化予防にもつながることが期待できるのです。

熟していないバナナが腸にいい

いくら腸にいいといっても、バナナは糖質が多いため、毎日食べていると太ってしまうのでは、と心配な方もいるでしょう。そこで気をつけたいのがバナナの選び方です。

おすすめなのは、完全に熟していない、青みのあるバナナです。

まだ青みが残るくらいの硬めのバナナには、炭水化物なのに太りにくいとされるレジスタントスターチ（難消化性デンプン）が多く含まれます。この難消化性デンプンが、成熟するにしたがって甘みのある糖質に変わっていくのです。

しかし、難消化性デンプンの段階では、文字どおり腸で消化吸収されにくいので、食物繊維と同様に便の量を増やし、便通効果を促進したり、血糖値を上がりにくくすることがわかっています。

さらに腸内細菌によって分解されると、酪酸《らくさん》などの短鎖脂肪酸に変わります。これが大腸の第一のエネルギー源（小腸での第二のエネルギー源）であることは前に説明したとおりです。

このことからも、完全に熟していない青みのある硬めのバナナをとることがおすすめです。

バナナにオリーブオイルをかけて食べる

腸にいいバナナのパワーをアップさせる方法として、エキストラ・バージン・オリーブオイルをかける食べ方がおすすめです。

バナナの甘みとエキストラ・バージン・オリーブオイルの持つある種の辛みが微妙にブレンドされてビタースイートになり、とても美味しく食べられるのです。

バナナの腸や皮膚に対する効果に加えて、エキストラ・バージン・オリーブオイルに含まれる4つの抗酸化物質（ポリフェノール、オレイン酸、葉緑素、ビタミンE）の効果が加わり、バナナのパワーをさらにアップさせてくれます。

〈オリーブバナナの作り方〉

【材料】

・バナナ　1本

・エキストラ・バージン・オリーブオイル　大さじ1杯

【作り方】

①バナナを8等分に切って、エキストラ・バージン・オリーブオイルをかけて食べる。

発酵食品「甘酒」の健腸効果に注目！

腸ストレスを取り去ってくれる食べ物に発酵食品があります。なかでも、私が最近、とくに注目しているのが甘酒です。

甘酒は日本に古くからある発酵食品で、腸内の善玉菌のエサになる食物繊維やオリゴ糖を豊富に含んでいます。

試験管内での実験ではありますが、甘酒に含まれる酸性プロテアーゼという酵素が、腸内のビフィズス菌を増やすことも報告されています。

私も、実際に甘酒の腸への影響を調べたことがあります。被験者に市販の缶入り甘酒を1日1本（190㎖）、30日間飲んでもらったところ、「排便状況の改善（ラクに排便できる）」「排便回数の増加」「便秘薬（酸化マグネシウム）の服用量を減らせた」などの効果が見られました。

ほかにも、軟便や下痢便といった便の形状が大幅に改善するなど、甘酒が腸の働きを促進することがわかったのです。

また、私は2020年に森永製菓株式会社と共同研究をおこない、やはり、甘酒が腸内のビフィズス菌の割合を増やすことを明らかにしました。

この結果を受けて、森永製菓は、

「酒粕《さけかす》や米麹《こめこうじ》は、古くから日本人の腸内フローラ（腸内細菌叢）を調節する日本古来の発酵食品として役立っていた可能性が考えられる」とのコメントを出しています。

甘酒の保温効果で腸の冷えを解消

甘酒は、ビフィズス菌を増やして腸内環境を整えるとともに、温めて飲めば、その高い保温力で腸の冷えを解消します。甘酒は腸の健康にダブルの効果を発揮してくれるのです。

甘酒には、麹で作るタイプと、酒粕で作るタイプがありますが、腸冷え対策には両方とも有効です。

酒粕タイプは少量のアルコールが含まれているので、未成年者やお酒に弱い方などは麹タイプを選んでください。

味噌、漬物などの発酵食品の摂取が減っている日本人にとって、手軽に美味しく飲める甘酒は、腸の健康のために意識してとりたい貴重な発酵食品のひとつなのです。

「味に変化をつけたい」「甘酒の健康効果をさらに高めたい」というときは、食物繊維が豊富な純ココアパウダーを加えて、「甘酒ココア」にするといいでしょう。

また、先ほど紹介した腸に有効なバナナを甘酒と混ぜて作る「バナナ甘酒豆乳」もおすすめです。

〈バナナ甘酒豆乳の作り方〉

【材料】(コップ2杯分)

・バナナ　1本
・缶入り甘酒　1缶
・オリゴ糖　適量　※甘さはお好みで加減してください
・豆乳　200mℓ

【作り方】

①バナナを1～2㎝の輪切りにする。

②甘酒と①のバナナ、オリゴ糖をフードプロセッサー（またはジューサー）に入れて、なめらかになるまで回す。そこへ豆乳を加えて軽く混ぜる。

③冬は電子レンジで温めて、夏は冷やして飲む。

ただし、甘酒には糖分（ブドウ糖）が含まれます。高血糖の人が飲みすぎたり、空腹時に飲んだりすると、血糖値を急激に上げる危険性があるので注意が必要です。

食物繊維量がひと目でわかるワンカップ法

健康に関する食事指導や栄養学などの本には、さまざまな食事メニューのカロリーに加えて、ときに食物繊維量も書かれていたりします。

しかし、これでは、そのメニューと同じ食事を作らないと、同じだけのカロリーや食物繊維量はとれないということになります。

また、従来の食品成分表を用いた換算法では、1日の食物繊維摂取量を計算するのはなかなか困難でした。

たとえば、「キャベツ1個食べると○gの食物繊維がとれます」といわれても、一度にそんな量を食べる人はいません。そもそも千切りになっていれば、1個の何分の1くらいなのかもわからないでしょう。

そこで、どのようなメニューであれ、カロリーや食物繊維量が簡単にわかるようにしたい――そこから考えついたのが、「ワンカップ法」です。

具体的には、それぞれの食材を、一般的な200㎖の計量カップで1杯分使ったときのカロリーと食物繊維含有量に換算して、あらかじめ計算して表にしました（78ページ図表1－2）。

これを見ることで自分がとる食事メニューのカロリーと食物繊維含有量を知るこ

とができ、それらを朝、昼、夕ごとにデータとして記載しておけば、その日1日の総カロリーと食物繊維の総摂取量がひと目でわかることになります。

たとえば、いま食べている千切りキャベツはカップ1杯分くらい、などと目安がつけば、エネルギー量と食物繊維量を換算しやすくなるのです。

このことからもわかるように、ワンカップ法では、それぞれの食材を実際に料理に使うかたち（みじん切り、千切りなど）で、計量カップに入れて重さを測定し、その重さから食品成分表を用いて食物繊維含有量を計算しています。

さらに、食材によって、あるいはメニューによっては、ワンカップでは多すぎるものもあります。

そこで、ワンカップの半分、ハーフカップでのエネルギー量と食物繊維量も換算した指標も作りました（ハーフカップ法。79ページ図表1－3）。

このワンカップ法（ハーフカップ法）を使えば、より腸の健康維持に効果的な食生活を送れることになります。

ワンカップ法はこうして使う

前述したように、ワンカップ法とは計量カップ（ワンカップ＝200㎖）を用いたカロリー&食物繊維量の測定方法です。

たとえば、食物繊維を一度に多くとるためには私がすすめている「具だくさんスープ」の場合は、以下のようになります。

タマネギ、ニンジン、キャベツを切ったものを、それぞれ200㎖の容器で1カップずつ鍋に入れ、コンソメ味でスープを作るとします。

ワンカップ表を見れば、まずタマネギ（みじん切り）の食物繊維量は1・7gです。その場合、ニンジン（1㎝角程度の乱切り）は3・0g、キャベツ（ひと口大）は0・7gになり、5・4gの食物繊維がとれるスープができることになります。

あるいは、ワンカップ法を用いて、タマネギ、ニンジン、キャベツ、セロリのサラダを作ることにします。

同様にタマネギの食物繊維量1・7g、ニンジンの食物繊維量3・0g、キャベツ

(図表 1-2) ワンカップ法

<野菜>

食品名	1カップに含まれる食品の量(g)	1カップに含まれる食物繊維量(g)	1カップあたりのカロリー量(kcal)
ゴボウ(ささがき)	90	5.1	59
ホウレンソウ(ざく切り)	35	1.0	7
タマネギ(みじん切り)	105	1.7	39
キャベツ(ひと口大)	40	0.7	9
ニンジン(乱切り)	120	3.0	44
長ねぎ(小口切り)	85	1.9	24
じゃがいも(さいの目切り)	115	1.5	87
セロリ(薄切り)	90	1.4	14
日本カボチャ (ひと口大)	95	2.7	47
シイタケ(薄切り)	50	1.8	9
ピーマン(乱切り)	85	2.0	19
トマト(くし型切り)	150	1.5	29
こんにゃく(ひと口大)	155	4.7	11
糸こんにゃく(しらたき)	180	5.2	11

<果物>

リンゴ(皮付イチョウ切り)	100	1.5	54
マンゴー (スプーンですくって1カップ入れた量)	145	1.9	93
ブルーベリー (まるごと)	120	4.0	59
いちご(半分に切る)	115	1.6	39
バナナ(薄切り)	130	1.4	112
パイナップル(イチョウ切り)	135	2.0	69
キウイフルーツ(半月切り)	140	3.5	74

（図表 1-3） ハーフカップ法

食品名	½カップに含まれる食品の量（g）	½カップに含まれる食物繊維量（g）	½カップあたりのカロリー量（kcal）
枝豆	12 個	2.5	43
カボチャサラダ	68	2.1	112
きんぴらごぼう	29	1.2	33
ごぼうサラダ	35	1.5	68
小松菜としめじの煮びたし	41	1.1	19
五目豆	76	2.9	104
里芋の含め煮	58	1.4	53
ジャガイモのコロッケ	1/2 個（40）	0.6	106
筑前煮	64	1.3	58
肉ジャガ	46	0.4	66
ぬか漬け	59	12	21
ヒジキの煮物	38	1.1	33
ポテトサラダ	90	1.3	163
ポテトフライ	52	1.3	125
ロールキャベツ	1 個（93）	0.8	74
厚焼き玉子	2 切れ（93）	0	110
鶏唐揚げ	3 個（53）	0	193
餃子	2 個（55）	0.7	98
鮭の塩焼き	小 1 切れ（60）	0	102
照り焼きチキン	1/2 枚（52）	0	138
豚の角煮	小 3 切れ（64）	0	203
ミートボール	6 個（68）	0	112
メンチカツ	1/2 個（46）	0.2	136
こんにゃく（ひと口大）	78.8	2.4	5.5
糸こんにゃく（しらたき）	90	2.6	5.5
キウイフルーツ（半月切り）	70	1.75	37
キャベツ（ひと口大）	20	0.35	4.5
タマネギ（みじん切り）	52.5	0.85	19.5
ホウレンソウ（ざく切り）	18	0.5	3.5
トマト（くし型切り）	75	0.75	14.5
バナナ（薄切り）	65	0.7	56

g、セロリの食物繊維量1・4gと合わせて、食物繊維量6・8gのサラダということになります。

このサラダにノンカロリーの好みのドレッシングと腸にいいエキストラ・バージン・オリーブオイルを1対1で混ぜてかければ、腸への健康度はさらにアップします。

このように、おおよその量しかわからなかったいつものメニューの食物繊維量が、ワンカップ法によって、簡単かつ明確にわかるようになるのです。

第2章

「腸老化」を止める最新の食医学

極端な糖質オフは腸の大敵

いつまでも若々しく健康でいたい――。

アンチエイジング（抗加齢）は、いつの時代も人々の切なる願いです。その鍵を握るのが、毎日の食べ物、つまり何を、どう食べるか、ということです。

アンチエイジングのための食習慣の基本ルール。それは、次の3つです。

①カロリー・リストリクション（カロリーをとりすぎない）
②抗酸化物質をとる
③腸内環境をよくする物質をとる

まず①のカロリー・リストリクションですが、年齢を重ねるごとに、人間の基礎代謝量（消費するエネルギー量）は減少していきます。したがって、若い頃より摂取カロリーを減らさないと、脂肪が蓄積し、肥満につながるのです。

昔からいわれているとおり、腹八分目にしてカロリーをとりすぎないようにすること、つまり、カロリーのリストリクション＝制限が大切というわけです。

では、腹八分目を心がけつつ何を食べたらよいかですが、それを示すのが②の「抗酸化物質」と、③の「腸内環境をよくする物質」です。

若さの維持には、体の細胞が酸化して傷つき、老化していくのを防いでくれる成分、すなわち抗酸化物質が欠かせません。

抗酸化物質には、ポリフェノール、オレイン酸、ビタミンE、葉緑素などがありますが、これらを豊富に含んでいるのが、あとで詳しく紹介するオリーブオイルです。

さらに、腸内環境をよくするには、極端な糖質オフ（炭水化物抜き）などはせずに、糖質、タンパク質、脂質をバランスよくとることも大切です。

極端な糖質オフを実行すると、炭水化物（炭水化物は、糖質と食物繊維から成り立っている）をとらないことにつながるので、結果的に食物繊維摂取量が減少して腸内細菌のバランスが崩れ、便秘をはじめとする腸の不調を招くことになるからです。

「いきいき長寿」の秘訣はオリーブオイル

若さと健康を保つためのヒントは、〝長寿村〟と呼ばれる地域の食生活にあります。そこにはある共通点が見られるのです。

長寿村のひとつ、ギリシャのクレタ島の例を見てみましょう。この島は、世界最古のオリーブの樹《き》があることでも知られる風光明媚《ふうこうめいび》な土地です。

米国・ミネソタ大学の教授であるアンセル・キース博士らがおこなった疫学研究によれば、ここの島民は脂肪摂取量が多いにもかかわらず、心疾患などによる死亡率が低いことがわかりました。

博士らはその主たる理由を、クレタ島を含むギリシャや南イタリアなど地中海沿岸諸国の伝統的食生活＝地中海型食生活にあると考えました。

地中海型食生活で使われる食材は、パンやパスタなどの穀類を中心に、豆や野菜、果物、新鮮な魚介類、チーズやヨーグルトを組み合わせたものが主流で、肉類は最小限に抑えられています。そしてこれらの食材の調理には主にオリーブオイルが使われているのです。

たとえば、炒め物やソースだけでなく、魚のグリルの下ごしらえにオリーブオイルを振りかけ、ゆでる前にも水と一緒に少量のオリーブオイルを注ぐといった具合です。

ちなみに、ギリシャ人1人あたりのオリーブオイルの年間平均消費量は約19ℓと、世界一の数値です。つまりオリーブオイルを中心とする地中海型食生活が長寿に貢献していると考えられるのです。

さらには、この地域においては大腸がんになる人が少ないこともわかっており、地中海型食生活は腸にとってもよい食事だといえます。

2008年に、アメリカ、ギリシャなどの諸国でおこなわれた研究の解析結果が『ブリティッシュ・メディカル・ジャーナル（BMJ）』誌で発表されました。

データのもとになったのは、1966年から2008年の間に実施された12件の研究で、計157万4299人を3～18年間にわたって追跡調査したものです。

これらのデータによれば、地中海型食生活が徹底されていればいるほど、その人の死亡リスクは低下することが認められました。

死亡リスクにつながる要因としては、心疾患やがん、パーキンソン病、アルツハイマー病などで、それらの発症が抑えられることが報告されているのです。

「長寿食」は「腸寿食」だった！

もうひとつの長寿村をご紹介しましょう。それは黒海とカスピ海に挟まれたコーカサス地方にある、ジョージア（旧国名グルジア）です。

この地域の特徴は、ヨーグルトの摂取量の多さにあります。ある調査で高齢者の腸内にある細菌を調べてみたところ、乳酸菌やビフィズス菌の数が多く、若い人との差はほとんど見られなかったそうです。

では、女性の平均寿命が世界1位、男性が同2位（2020年）という世界に冠たる長寿国・日本の食事はどうなのでしょうか。

いわゆる〝和食〟に関して、少し前のデータですが、東京大学農学部名誉教授だった光岡知足《みつおかともたり》氏による興味深い調査結果が報告されています（「いわゆる〝和食〟」としたのは、和食の定義がはっきりしていないからです）。

その舞台となったのは長寿村として知られていた1980年代の山梨県棡原村《ゆずりはらむら》（現在の上野原市棡原）です。この村に住む高齢者の腸内細菌と便を採取してみたところ、悪玉菌の割合が低かったというのです。

当時、同地域の高齢者の食事内容は、雑穀、野菜、海藻、魚の干物、味噌を中心とした伝統的な日本の食事でした。さらに、高低差の激しい土地に暮らす村民たちの運動量の多さが、腸の活性化にプラスに働いたとも考えられています。

こうした日本の長寿村に代表される、いわゆる〝和食〟もまた、長寿食といえるでしょう。しかも、これまでの例を見ても明らかなように、長寿食と、腸にいい食事である〝腸寿食〟は、イコールの関係にあることがわかります。

つまり、腸によい食事や日常習慣を心がけ、腸の負担になるような〝腸ストレス〟を避けることで、老化を防ぎ、健康長寿を実現することが可能だということです。

「地中海型和食」は理想のアンチエイジング食

長寿食である日本人の伝統的な食生活と地中海型食生活には、たくさんの共通点が見られます。

しかし、異なる部分もあります。そのひとつが、オリーブオイルの有無です。

もともと私たち日本人の食生活はあまり油を摂取しないものでした。

それが、1960年代以降の30〜40年で、日本人の油の消費量は格段に増えました。こうした食生活の変化（欧米化）が、日本人の体にさまざまな悪影響を及ぼしているのはご存じのとおりです。

ただし、油のすべてが体によくないというわけではありません。体には必要な成分でもあります。

注意すべきは、摂取する油の種類なのです。

日常的に食用に使っている油はいくつかの種類に分けられ、健康に害を及ぼしかねないものもあれば、逆に、適量をとれば長寿や腸によいものもあります。

なかでももっとも腸によいと考えられるのが、地中海地域で広く使用されているエキストラ・バージン・オリーブオイルです。

和食と地中海型食生活には、もうひとつ重要な違いがあります。それは、食品に含まれる乳酸菌の違いです。

乳酸菌とは、糖を分解して乳酸を作る細菌のこと。この乳酸菌には2つの種類があります。ヨーグルトなど動物の乳に含まれている動物性乳酸菌と、おもに植物の漬物や味噌、醤油、酒などの発酵食品に多く生育する植物性乳酸菌です。

すでにおわかりのように、地中海型食生活ではおもに動物性乳酸菌を、和食では植物性乳酸菌を伝統的に摂取してきたのです。

あとで詳しく述べますが、この植物性乳酸菌には、日本人にとって、腸の健康と老化予防に有効な成分が多く含まれていることがわかっています。

こうした和食と地中海型食生活の違いや共通点を踏まえ、それぞれのよいところを組み合わせたのが、私が長年、クリニックの患者さんたちにおすすめしてきた「地中海型和食」です（これも私の造語です）。

つまり、「和食×オリーブオイル＝地中海型和食」ということになります。

その特徴は、次の4つです。

①野菜、穀物（大麦、スーパー大麦、もち麦のご飯やライ麦パンなど）、魚介類を中心に食べる
②エキストラ・バージン・オリーブオイルを使う
③甘味にはオリゴ糖（難消化性糖質）を使う
④発酵食品をとる

地中海型和食は、腸の病気を予防するだけでなく、腸内環境を改善し、全身の健康を良好に保つ最強のアンチエイジング食といえるでしょう。

オリーブオイルでがんこな便秘が改善

腸の老化を防ぐ生活をするうえで、日常の食生活にぜひ取り入れていただきたいのが、第1章でも取りあげたオリーブオイル。なかでも、オリーブの実を搾ったままで、精製していないエキストラ・バージン・オリーブオイルが健康効果の面からもおすすめです。

以下では、このオリーブオイルについてさらに詳しく紹介することにしましょう。

オリーブオイルにはもともと便秘解消効果があるとして、ヨーロッパでは古くから用いられてきました。

オリーブオイルにはオレイン酸が豊富に含まれます。このオレイン酸は短期間に比較的多くとった場合（約15㎖程度）、吸収されにくいため、小腸内に長くとどまります。

とどまったオレイン酸が小腸を刺激したり、大腸内のすべりをよくしたりすることで、便通をうながすと考えられています。

実際に私のクリニックでも、下剤を常用していた慢性便秘症の患者さん64人にオリーブオイル（エキストラ・バージン・オリーブオイル）を毎朝30㎖とってもらったところ、62人は下剤の減量、1人は下剤から離脱することができました。

また、お腹の張りを訴える患者さんに対しても、ティースプーン2杯程度のエキストラ・バージン・オリーブオイルをとってもらうと、症状の改善が見られたのです。

脳卒中のリスクが大幅に軽減！

オリーブオイルは、腸だけでなく脳や心臓にもいいことが明らかになっています。

2011年にスペインで発表された研究結果によると、オリーブオイルに豊富に含まれているオレイン酸に、悪玉コレステロールの比率を下げ、動脈硬化を予防する働きがあることが証明されました。

さらに、フランスでは、オリーブオイルの摂取量や、オリーブオイルの摂取量の指標といえる血中オレイン酸値と、脳卒中リスクとの関連についての調査報告がされています。

それによると、オリーブオイルを利用しないグループに比較して、オリーブオイルをよく利用するグループでは、脳卒中のリスクが41％も低かったのです。

オレイン酸値を測定したグループでは、その値がもっとも低いグループと比較して、もっとも高いグループでは73％の発症リスクの低下が認められています。

つまり、オリーブオイルの摂取量が多いと、脳卒中のリスクを低下させることができるというのです。

このオリーブオイルのなかでも、精製していないエキストラ・バージン・オリーブオイルには、活性酸素を抑えるポリフェノールなど、心臓や血管に有効に働く成分が多く含まれることが認められています。

毎日の生活のなかで、このエキストラ・バージン・オリーブオイルを積極的に取り入れていきたいものです。

ただし、腸の健康にいいとはいえ、オリーブオイルは油の一種ですので、とりすぎはよくありません。

厚生労働省は、1日に必要なエネルギーの20〜30％を脂質からとるのがよいとしています。

1日のエネルギー量が2000kcalとして、脂質は約50ｇまで。ほかの食品から脂質をどの程度とっているかにもよりますが、1日30ｇ（大さじ2杯弱）以内なら問題なさそうです。

難病の潰瘍性大腸炎や糖尿病の予防にも

近年、国内で、大腸に原因不明の炎症が起こる潰瘍性大腸炎が増えていて、アメリカに次いで世界で2番目に患者数が多くなっています。

一方で、南イタリアやスペインなどの地中海沿岸地方では発生率が低いことが知られていました。

その理由は、これらの地域ではオリーブオイルの摂取量が多いことと関係しています。エキストラ・バージン・オリーブオイルのポリフェノールの一種であるオレウロペインが潰瘍性大腸炎に有効であることが判明しているのです。

また、オリーブオイルの糖尿病への効果も明らかになりつつあります。

アイルランドのダブリン大学トリニティ・カレッジのトムキン教授らは、インスリン抵抗性（血糖値を下げるホルモンであるインスリンの効きが悪くなっている状態）の糖尿病患者11人に2カ月間、オリーブオイルに豊富に含まれるオレイン酸の多い食事をさせ、サラダ油に豊富に含まれるリノール酸が多い食事をさせた群と比較しました。

その結果、オレイン酸を摂取した群のほうが、インスリン抵抗性が改善、つまりインスリンの効き目が上がったことを報告しています。

これはオリーブオイルがインスリンの効果を高め、血液中のインスリン濃度を下げる働きをするため、と考えられています。

このようにオリーブオイルは、腸だけでなく、血管・心臓・脳の健康を向上させる効果も期待できるのです。

アルツハイマー病のリスクが低下!?

アルツハイマー型認知症患者の増加が大きな社会問題になっていますが、この病気に対しても、エキストラ・バージン・オリーブオイルが有効であるという研究報告が出ています。

2006年、アメリカのコロンビア大学メディカルセンターのニコラス・スカミスらがニューヨークに住む2258人の健康な高齢者を対象に、定期的に脳の認知機能検査をおこない、4年間にわたり経過観察しました。

その結果、10%強の人がアルツハイマー病と診断されたのですが、対象者の食事内容を調べると、地中海型食生活（肉や乳製品より魚介類や野菜・果物を多くとり、オリーブオイルをよく使う食生活）に近いほど、アルツハイマー型認知症の発症リスクが低くなることがわかったのです。

アルツハイマー型認知症は、脳神経細胞にアミロイドβという物質が蓄積することによって発症すると考えられています。

アミロイドβは活性酸素による酸化作用で生成されるとされています。オリーブオイルのなかでもエキストラ・バージン・オリーブオイルだけに含まれているオレオカンタール（ポリフェノールの一種）などによる強力な抗酸化作用が、アルツハイマー型認知症の予防に役立っていることが示唆されるのです。

オリーブオイルの保温効果で腸の冷えを防ぐ

寒い冬になると、体が冷えて、腸の不調を訴える人が急増します。夏は夏で、エアコンの利いた部屋にいたり、冷たい飲み物をガブガブと飲んだりすることで、お腹の冷えからくる不調に悩まされる人が多くなるのです。

腸の機能を守るためには、腸を絶対に冷やさないことが重要です。

とくに高齢者では、体を動かす機会が減るなどして血液循環が悪くなっています。そのため、体温が低くなって、腸の動きが悪くなり、便秘に悩まされたり、お腹の張りなどの症状を訴えたりする人が少なくありません。

そんな腸の冷えにも、エキストラ・バージン・オリーブオイルを効果的に活用しましょう。

エキストラ・バージン・オリーブオイルの高い保温効果について、私は日清オイリオグループ株式会社と共同実験をおこないました。

80度のお湯180㎖、同じ条件のお湯に5㎖のエキストラ・バージン・オリーブオイルを加えたもの、同じくサラダ油を同量加えたものとで、時間経過でどう温度が低下するかを比較検討したのです。

結果は、エキストラ・バージン・オリーブオイルを加えたお湯が50分後に46・3度だったのに対して、サラダ油は42・2度、ただのお湯は38・9度まで下がり、オリーブオイルの優れた保温効果が証明されたのです(図表2−1)。

これは、エキストラ・バージン・オリーブオイルの油膜に秘密があります。サラダ油などに比べて、油膜が薄く均一に広がった状態で保たれるので、お湯にフタを

(図表2-1) オリーブオイルの保温力

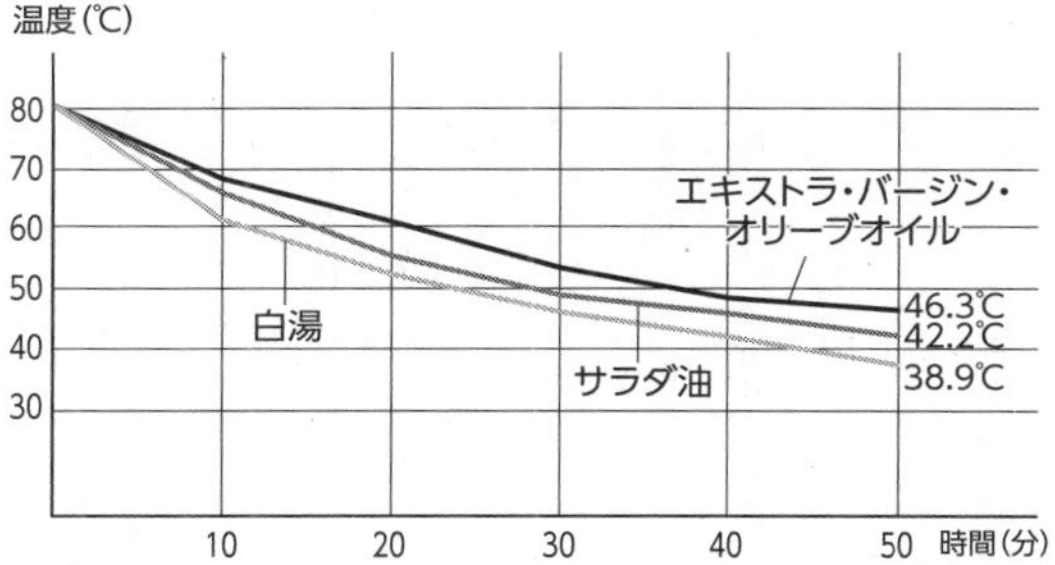

80度のお湯180mℓにエキストラ・バージン・オリーブオイル5mℓ入れたものと、
サラダ油を同量入れたもの、ただの白湯との温度変化の比較

資料提供:日清オリーブオイル

するかたちになります。これがいわゆるエキストラ・バージン・オリーブオイルの保温効果です(特許出願中)。

この効果を利用して、オリーブオイルを加えた温かい飲み物をおすすめします。たとえば、エキストラ・バージン・オリーブオイルをかけたカカオ100%のオリーブココア(110ページ)や、野菜たっぷりのミネストローネスープなど。

温かいうちに飲めばお腹のポカポカが長く続き、腸を冷えから守ることができます。

トマトのリコピンは老化防止に有効

トマトが赤いのは、赤い色素であるリコピンによるものです。このリコピンには、強力な抗酸化作用があることが知られています。

リコピンが、老化の原因といわれる体内の活性酸素を除去する力は、β－カロテンの約2倍、ビタミンEのなんと100倍もあるとされています。紫外線の刺激によっても発生する活性酸素をやっつけてくれるので、女性誌などでは紫外線対策としても注目を集めています。

現代生活では、紫外線だけではなく、さまざまな精神的ストレスや、排ガス、電磁波などの影響も加わって、体内の活性酸素が増えているといわれています。私たちはより酸化、つまり老化しやすい環境で暮らしているのです。

私たちの体のなかには活性酸素を取り除く仕組みがありますが、その働きだけでは十分ではありません。トマトのように酸化を防いでくれる抗酸化作用のある食べ物をとって抗酸化作用を補う必要があるのです。

しかも、リコピンには抗酸化作用以外にも、がん細胞の成長を抑制する働きがあることもわかっています。

さらに、トマトにはポリフェノールの一種であるケルセチンや、香り成分であるピラジンなどが含まれています。ケルセチンには動脈硬化を予防する働きがあり、ピラジンには血液をサラサラにする効果があります。

スーパーなどでトマトを買うときのポイントは、できるだけ濃い赤色のものを選ぶこと。色が濃い部分には、ファイトケミカルが豊富に含まれているからです。

ちなみに、リコピンは熱に強く、油にも溶けやすいので、炒めたり煮込んだりしても損なわれることはありません。エキストラ・バージン・オリーブオイルをかければ、美味しいうえに、さらなるアンチエイジング効果が期待できます。

オリゴ糖は腸内の善玉菌を増やしてくれる

オリゴ糖はお腹にやさしい甘味料といわれています。砂糖の代用品としても、いまやすっかりおなじみになりました。

オリゴ糖はその名のとおり糖類の一種ですが、摂取しても血糖値を上げず、インスリン値の上昇も引き起こさないのが特徴です。オリゴ糖には、人間の消化酵素で消化・分解されず、大腸まで届いて、腸内の善玉菌であるビフィズス菌を増やす、という特性があるからです。

年齢とともに、ビフィズス菌が減少するので、オリゴ糖の摂取はおすすめです。

実際に私のクリニックでも、オリゴ糖の効果を確認しています。便秘薬（マグネシウム製剤）内服中の慢性便秘症の患者さんたちに、オリゴ糖を継続的に摂取していただいたところ、便秘薬の服用量を減量することができました。

腸年齢を若く保つためにも、甘味料としてオリゴ糖を積極的に使うようにしてください。

日本人の腸を守ってきた植物性乳酸菌

日本の伝統食（和食）には、しば漬け、野沢菜、すぐき、味噌、醤油、日本酒など植物性乳酸菌が豊富に含まれる発酵食品が数多くあります。

日本は植物性の食材に恵まれており、それらを保存するために、干したり、塩《えん》蔵《ぞう》したりしてきました。貯蔵のために発酵や醸造という方法が発達して、これが漬物などになっていきます。

動物性乳酸菌を含むヨーグルトを食べる習慣がなかった昭和40年以前の日本人にとって、乳酸菌といえば、漬物や味噌、醤油などに含まれる植物性乳酸菌だったのです。

しかし、そのバランスがいま、大きく崩れています。

カゴメ総合研究所の報告によれば、植物性乳酸菌の摂取量は1970年代以降徐々に減少し、これに反して動物性乳酸菌の摂取量が大きく増加。植物性乳酸菌と動物性乳酸菌摂取量のバランスは、1990年代では約1対1に、現在では1対2にまでなっているのです。

直接的な因果関係は明らかではありませんが、植物性乳酸菌の摂取量が減るにつれて、大腸がんや炎症性腸疾患（潰瘍性大腸炎、クローン病など）にかかる日本人の割合が増えています。

とくに大腸がんによる死亡数は、1980年代以降に激増しており、序章で紹介したように、大腸がんは女性のがん死亡の1位になっているのが現状です。このことからも、生命力の強い植物性乳酸菌が日本人の腸を守ってきたのではないかと考えられるのです。

植物性乳酸菌は生きたまま腸まで届く

近年の研究で、動物性乳酸菌と植物性乳酸菌では、腸への届きやすさという点で

(図表 2-2) **植物性乳酸菌は生きて腸まで届きやすい**

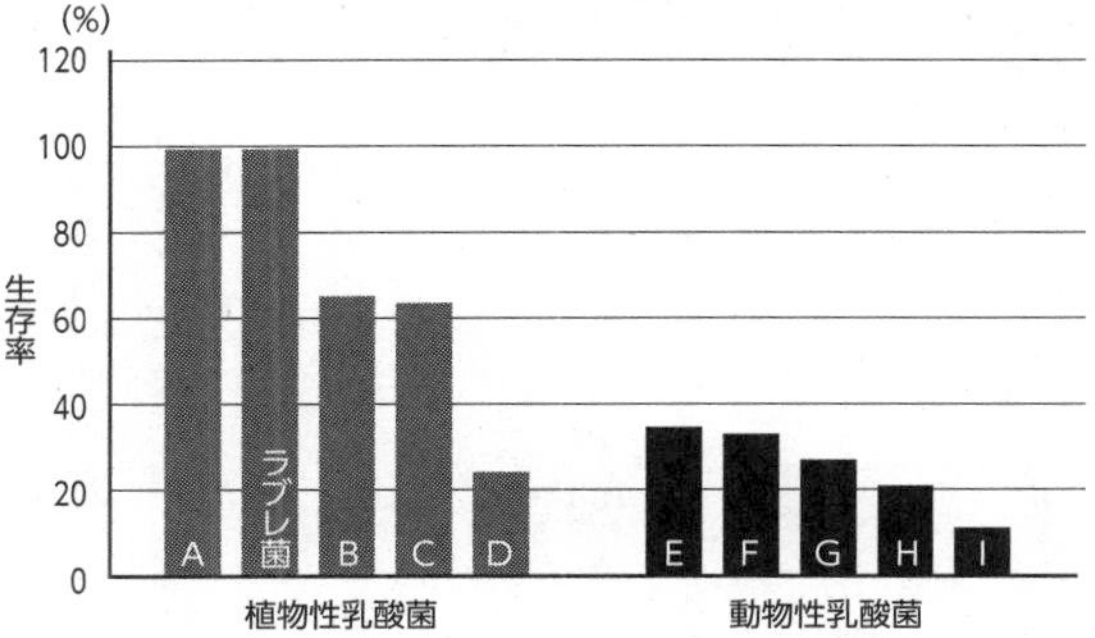

※乳酸菌を人工胃液に3時間、人工腸液に7時間入れた場合の生存率（ラブレ菌の生存率を100とした場合）を比較、A～Iはカゴメ㈱保有菌株

カゴメ㈱調べ

違いがあることがわかってきました。

つまり、植物性乳酸菌は乳酸菌のなかでもとくに生命力が強く、酸やアルカリ、温度変化に強いため、胃や腸で死滅することなく、生きたまま大腸に届きやすいのに対し、動物性乳酸菌の多くは、胃液、腸液のなかで死滅してしまい、大腸まで届きにくいのです（図表2－2）。

生きたまま大腸に届いた植物性乳酸菌は、乳酸を放出して、腸内環境を弱酸性にします。腸内が弱酸性になると、善玉菌が増殖するのです。

私のクリニックで、慢性便秘の患者さんを対象に、植物性乳酸菌の効果を調べたことがあります。

その結果、植物性乳酸菌（ラブレ菌）を含有するカプセルを摂取した期間、患者さんの下剤使用量が明らかに減少しました。

さらに、腸の機能が回復しただけでなく、精神面の改善も見られました。「緊張・不安」、および「抑うつ・落ち込み」の度合いが、明らかに低い値に変わったのです。

脳腸相関《のうちょうそうかん》という医学用語があります。脳と腸は密接に作用し合いながら、相関的に働いていることを示したものです。

腸の機能回復だけなく、気分面という脳機能に関する好影響が見られたということは、まさに「脳腸相関」を表す現象といっていいでしょう。

植物性乳酸菌は、腸を介して脳へも働きかけているのです。

植物性乳酸菌で肌が若返る

植物性乳酸菌は腸を通じて皮膚を整える効果も期待できます。

これまで、腸内環境が悪化（便秘が悪化）するとニキビ（吹き出物）が増えるということが、一般にいわれていました。

とくに女性は、便通が悪化すると皮膚の調子も悪くなることを実感されている方も多いと思います。

ニキビについても同様で、皮膚科の医師のなかには、便通を改善するとニキビの治りが早くなる、という方もいるのですが、このことを科学的に検証した例はありませんでした。

そこで、便通改善効果が確認されている植物性乳酸菌を摂取することが、ニキビにどのような影響を与えるのかを調査しました（小沢皮膚科クリニックにて施行）。

詳細は省きますが、その結果、実際、生きた植物性乳酸菌（ラブレ菌）を摂取して腸内環境を良好にすると、ニキビが改善することが明らかになりました。つまり、腸内環境をよくして腸の不調を改善すれば、皮膚の状況もよくなるのです。

腸だけでなく美容のためにも、漬物や味噌、醤油などの植物性の発酵食品が豊富な和食を、もっと積極的にとっていただきたいと思います。

温かく、濃いめのココアが腸に効く

ココアは、チョコレートと同じカカオ豆から作られます。実は、カカオ豆は古くから医薬品として用いられてきました。日本でも江戸時代にオランダからもたらされ、薬用として活用されていたといいます。

カカオ豆は、リグニンという食物繊維を多く含み、古くから便通を改善する効果があることが知られていました。

また、カカオポリフェノールという抗酸化作用の強い成分を含み、腸だけでなく、全身の老化防止、血流促進や血糖値上昇の抑制など、さまざまな健康効果が認められています。

ココアは、水（お湯）か牛乳に溶いて飲料としてとるのが一般的です。その際は、糖類や乳製品などを加えた調整ココア（一般ココア）よりも、脂肪分を取り除いただけの純ココア（１００％ココア）を利用して、甘味料も足さないか、足すにしても少量（できれば腸にいいオリゴ糖）を加える程度にしたほうが、より高い健康効果が期待できます。

さらに、温かいココアには腸を温める効果も期待できます。

ホットココア飲料の保温力がどれほどのものなのかを、森永製菓の協力のもとに実験したことがあります。

その結果、ココア濃度が高くなるほど、ココア飲料の粘度が高くなるため保温力が高くなるとともに、ココア油脂による油膜が温度を下げるのを防ぐことが確認されました。

腸を温める効果は、少し濃いめのココアを飲むことで高まり、かつ、食物繊維やポリフェノールなども一緒にとれて、腸によりよいということがいえそうです。

お腹ポカポカが長く続く「オリーブココア」

ホットココアにエキストラ・バージン・オリーブオイルを加えるオリーブココアは、オリーブオイルの保温効果も加わって、腸を温め、排便促進や整腸効果も期待できるすぐれものの飲み物です。

オリーブココアは腹持ちがよいので、朝食と一緒にとると、たくさん食べなくても昼まで満足できたりします。

10人の男性に朝食後にオリーブココアを摂取してもらったところ、8人が昼食前まで満足感を維持できました。

これをNHKの情報番組『あさイチ』に出演した際に、「年末年始の食べすぎ防止にオリーブココアが有用」と紹介したところ大好評でした。

〈オリーブココアの作り方〉

【材料】（1杯分）

・純ココア　大さじ山盛り1杯（20g）
・オリゴ糖　大さじ1杯
・エキストラ・バージン・オリーブオイル　小さじ2杯
・お湯　300㎖

【作り方】

①カップにココアと少量のお湯（小さじ2杯程度）を入れ、スプーンで練る。
②①に残りのお湯を注ぎ、オリゴ糖を入れて、さらに混ぜる。
③エキストラ・バージン・オリーブオイルを入れる（混ぜずに飲む）。

※注　お湯280㎖と温めたミルク、または豆乳20㎖でもよい。

食物繊維とマグネシウムたっぷりの「ココアバナナ」

前に「オリーブバナナ」を紹介しましたが、ココアパウダーをバナナに振りかけたココアバナナも腸に大変よく、おすすめです。

ココアの食物繊維量やポリフェノールと一緒に、バナナのマグネシウムもとることができます。

〈ココアバナナの作り方〉

【材料】

・バナナ（青めのものを選ぶ）　1本

・純ココア　小さじ1杯

【作り方】
①バナナを8等分に切る。
②ココアを振りかけて食べる。

グルタミンは腸の重要なエネルギー源

免疫細胞のひとつであるリンパ球の約60%以上が腸に存在することがわかっています。

そのリンパ球のおもな栄養分となるのが、アミノ酸の一種であるグルタミンです。グルタミンが不足すると、リンパ球の活性が低下し、免疫の働きが弱くなってしまうのです。

グルタミンというと、うま味調味料などに使われているグルタミン酸（119ページ）を連想される方もいらっしゃると思いますが、両者は別もので、体内での役割も違います。

グルタミンの作用には、ほかにも次のようなものがあります。

①筋タンパクの合成亢進《こうしん》
②筋タンパクの崩壊抑制
③小腸粘膜の最大のエネルギー源
④大腸粘膜の二番目のエネルギー源
⑤腸でのナトリウムと水分の吸収促進
⑥免疫細胞の発育と増殖作用
⑦抗うつ作用
⑧創傷《そうしょう》（切り傷など）の治癒促進

③と④にあるように、グルタミンは小腸と大腸の重要なエネルギー源であることから、いかに腸にとって重要な成分であるかがおわかりいただけるでしょう。

グルタミンは、ふだんは体内で筋肉のタンパク質から合成されます。そのため、あえてグルタミン自体を意識して摂取しなくても、欠乏することはまずありません。日ごろから普通にタンパク質を摂取し、いざというときのために筋肉を維持しておくことが大事です。

しかし、なんらかの問題でタンパク質が摂取できなくなると、ほんの数日間で筋肉から血中へのグルタミンの供給量が減少し、免疫の働きが弱くなってウイルスや細菌の侵入を許し、感染症にかかりやすくなるなどの悪影響が出始めます。

また、体にダメージを受けたとき、たとえば手術や絶食時などにはグルタミンを補給しておくと、体力回復やリカバリーが早いのも事実。

つまり、体力が落ちて免疫力が弱くなってしまったときには、グルタミンを積極的にとることをおすすめします。

グルタミンは生魚や生肉、生卵のほか、大豆、発芽大麦などに多く含まれていることがわかっています。グルタミンは料理の過程で熱が加えられると壊れやすい成分であるため、生でとるのがよいのです。

刺身を毎日食べると風邪をひかない⁉

日本では、昔から風邪をひいたときには、生卵に日本酒を加えて作る卵酒が定番です。海外では何をとっているのでしょうか。

あるフランス人に、風邪で熱があり体力が落ちてしまって食欲がないときに、フランスでは何を食べるのかを質問したことがあります。その答えは、生の牛肉を粗《あら》くみじん切りにし、オリーブオイルなどで味付けした「タルタルステーキ」でした。

生卵も生肉もグルタミンが豊富であることはすでに述べたとおり。つまり、風邪をひいたときの日仏の定番メニューの卵酒とタルタルステーキには、ともに体力が落ちたときの免疫力の回復に有効なグルタミンが多く含まれていたというわけです。

しかし、体力が落ちて内臓も弱っているときに、タルタルステーキは日本人にはややヘビー。だから日本では「風邪をひいたら卵酒」なのでしょう。

ほかには、青魚の刺身や、生卵での卵かけご飯（ただし、グルタミンが壊れてしまうので、ご飯はアツアツではないもの）を、積極的に食べるのがいいと思います。

ちなみに、私の知人に、ここ40年くらいインフルエンザにかかったことがないと豪語する体力自慢の魚屋さんがいます。

いろいろ聞いてみると、夕食では、仕事柄、切り残しの刺身を毎日のように食べているとのことでした。インフルエンザ知らずの丈夫な体の秘密は、刺身を日常的に口にする、グルタミンが豊富な食生活にあると考えられるのです。

グルタミン＋オリーブオイルの「GFO食事法」

グルタミンを腸の健康促進に用いた「GFO療法」というものがあります。

GFOとは、グルタミン（Glutamine）、食物繊維（Fiber）、オリゴ糖（Oligosaccharide）の頭文字をとったもので、藤田保健衛生大学（現・藤田医科大学）医学部外科の東口髙志教授（現・ヨナハ総合病院院長）が考案し、推奨する療法です。

私の場合、比較的高齢の慢性便秘症の患者さんに対し、グルタミンを多く含有する生魚、生卵の摂取に加えて、食物繊維のうちの水溶性食物繊維（ポリデキストロース）とオリゴ糖の連日摂取、さらに加えて、一価不飽和脂肪酸であるオレイン酸（頭文字O）を多く含むエキストラ・バージン・オリーブオイルの毎日の摂取（15〜30㎖）をすすめてきました。

いわば「GFOO（ジー・エフ・ダブルオー）食事法」といってもよい方法です。エキストラ・バージン・オリーブオイルに多く含まれるオレイン酸を一時的かつ短時間に比較的多く（15〜30㎖）摂取した場合、小腸で吸収されにくく、腸管内に残り、腸管を刺激して、腸管運動を促進します。

さらに、多くの抗酸化物質（ポリフェノールなど）を含んでいる以外にもさまざまな抗加齢作用を有しています。

このようなエキストラ・バージン・オリーブオイルの作用をGFO療法に加えたGFOO食事法は、腸の機能低下の予防や老化防止、体の不調の改善に大変有益な方法と考えられるのです。

グルタミン酸（うま味成分）の意外な効果

前述したように、グルタミンとグルタミン酸は異なる成分です。ただし、腸には欠かせない成分であることは共通しています。

グルタミン酸は、私たちが美味しいと感じる、いわゆる〝うま味〟のもとになります。日本人は昔から、甘味、塩味、酸味、苦味に加えて、うま味を認識する繊細な舌を持っていました。

このうま味の正体こそ、おもにカツオや干しシイタケなどの出汁《だし》に含まれるグルタミン酸なのです。

うま味を感じるのは、舌だけではありません。実は胃にもうま味を検知するところがあり、その情報はセロトニン（情報伝達物質）を介して脳と全身へと伝えられます。その結果、胃の働きが活発になるのです。

また、食事から摂取するグルタミン酸の一部がグルタミンとなって腸管のおもなエネルギー源にもなります。

腸の活動や腸管免疫機能をキープするためには、グルタミンの多い刺身や卵かけご飯を積極的に食べること、さらには出汁がしっかりきいた、うま味のある和食を食べてグルタミン酸の摂取を心がけることが効果的です。

グルタミンとグルタミン酸という〝似て非なる〟コンビは、いずれも腸の健康維持には欠かせないものなのです。

過敏性腸症候群にはビタミンC

風邪をひいたときには、ビタミンCをたくさんとったほうがいいといわれます。これはビタミンCによる免疫力を回復させる効果をねらったものです。

ビタミンCの効能はほかにもいろいろあります。

実は、腸内でも重要な働きをします。意外に知られていないのですが、便通をよくする作用があるのです。

食べ物から摂取したビタミンCのうち、小腸で吸収されなかったものが腸に到達すると、善玉菌のエサとなって、善玉菌の増殖をうながします。その結果、腸の蠕動運動が活発になって、スムーズな排便が復活します。

心理的なストレスが重大な引き金となるとされる過敏性腸症候群の人にも、ビタミンCはおすすめです。ビタミンCは、ストレスに対処するために副腎《ふくじん》から分泌される副腎皮質ホルモンを作り出す材料でもあるので、抗ストレスにも役立ちます。

ビタミンCはがん予防や美肌にも

ビタミンCは、発がんの引き金となる活性酸素を消去したり、免疫力を高めたり、さらには腸内で発がん物質（ニトロソアミン）が生成されるのを阻止する抗酸化作用も知られています。

このほか、ビタミンCは美容面でも重要な成分です。健康な粘膜を作るうえで欠かせないコラーゲンの生成にも関わっています。肌がストレスを受けるなどして活性酸素が増えると、それを除去するためにも大量のビタミンCが消費されます。ビタミンCは水に溶けやすいため、体内の60％を占める水分のなかにおいて、抗酸化作用を発揮します。腸もビタミンCが働きやすい場所のひとつです。

1日に摂取すべきビタミンCの目安量は、男性・女性ともに、大人は1日約100㎎とされていますが、健康を維持するために大量のビタミンCが使われますので、できれば少し多めにとるくらいがちょうどいいかもしれません。

とくに、心身がストレスを感じているときには、多めにとるようにしましょう。多めにとっても、使われなかったビタミンCは体外に排出されますので心配ありません。ただし、サプリメントのかたちで多くとりすぎるとお腹をこわすことがあるのでご注意ください。

ビタミンCというとレモンが連想されますが、ブロッコリーやピーマン、パセリ、キャベツ、ゴーヤ、カボチャなどの野菜、イチゴや柿、キウイフルーツなどの果物にも多く含まれています。

料理からビタミンCをとる場合は、調理法に注意が必要です。

ビタミンCは水に溶けやすい水溶性なので、水洗いや加熱によっても損なわれてしまいます。生で食べるか、煮るよりも蒸すなどして、手早く調理することが大切です。

ビタミンEをプラスしてダブルアンチエイジング

体内の細胞膜の脂質が酸化するのを防いでくれるのは、油脂に溶けやすい脂溶性ビタミンのビタミンEです。腸の細胞の酸化も防いでくれるので、ビタミンCとともにビタミンEをとることで、さらなる抗酸化作用、アンチエイジング効果が期待できます。

ビタミンEを多く含むのは、アーモンド、ヘーゼルナッツなどのナッツ類やゴマ、アボカド、緑黄色野菜、ウナギなど。

腸の健康に欠かせないエキストラ・バージン・オリーブオイルもビタミンEを豊富に含んでいます。

おすすめは、たっぷりの緑黄色野菜にビタミンEが豊富なエキストラ・バージン・オリーブオイルをマヨネーズやドレッシング代わりにかけたサラダです。とても効果的な腸のアンチエイジング・メニューといえるでしょう。

第3章

腸から「免疫力」を高める最新の食医学

「腸の低体温ストレス」に要注意！

どこにいてもエアコンで快適に過ごせる環境が整備され、近ごろでは1年を通して薄着の女性が目立つようになりました。

そんな人の日常を細かくチェックすると、たとえば入浴で湯船にじっくりつからずに冬場もシャワーだけですませていたり、寒いからと外出を控え、ほとんど運動をしなかったりするなど、薄着以外にも冷えを招きやすい行動がいくつも見つかります。

こうした日常の生活習慣を積み重ねていると、「腸の低体温ストレス」がどんどん蓄積されていきます。

長年、腸の病気や便秘治療に携わっているとわかりますが、例年、冬の寒さが厳しくなる1~2月頃と、夏の暑さが厳しくなる8月頃に、便秘で悩む患者さんが増加します。これは腸の低体温ストレスのピークと合致します。

1~2月頃に便秘が悪化するのは、気温の低下によって冷えやすくなるからです。なぜなら、全身の冷えにより末梢《まっしょう》血管（細い血管）が収縮すると、交感神経が優位になり腸の働きが抑制されるからです。

日中と夜間、室内と外の温度差が10度以上あると、腸の働きが悪くなって便秘になりやすいので、私はこのような状況を「10度の法則」と命名したことは序章でもお伝えしました。

また、血行が悪化すると腸に行く血液量も低下しやすくなるので、これもまた腸の働きを抑制させる原因になります。

冬場は寒いため、水分をあまりとらなかったり、外出を控えたり（運動量の低下）と、便秘を悪化させる条件も多くなるのです。

一方、8月の便秘悪化は、発汗による体内の水分不足がおもな原因です。便に適度に水分が含まれたやわらかな状態でないと、スッキリした排便はしにくいのです。

また、夏場のエアコンも要注意です。外気との温度差が大きくなると、交感神経が優位になり、腸の運動低下を招くケースがあるからです。

さらに、エアコンによって過度に体や手足が冷えてしまった場合も、交感神経が緊張してしまい、腸の運動が抑制されてしまうことがあります。

強調しておきたいのは、とにかく「腸を冷やさない」ことです。加齢にともなって、腸管機能は低下しますから、年齢を重ねたらとくに腸の低体温ストレス（24ページ）に留意し、腸を冷やさないようにしなければなりません。

腸の低体温ストレスは、腸の不調を招くばかりでなく、体の抵抗力も弱めるので、冬場には風邪をひきやすいなど、さまざまな病気が表れやすくなってしまいます。

まさに「腸の冷えは万病のもと」なのです。

女性は男性より「冷え」に弱い

そもそも、「冷え」とは何でしょうか。

冷えの概念は東洋医学的なもので、西洋医学には存在しません。西洋医学的には、冷えとは循環不全、つまり血行の不足、または代謝の低下によって起こる熱再生不足と捉えられます。わかりやすくいえば「血行不良」です。

この血行不良によって、栄養素は全身に回りにくくなり、細胞の働きが低下してしまいます。

その結果、熱産生率も下がり、さらなる体温の低下を招く、という悪循環を引き起こしてしまうのです。

ただ、冷えは体の防御反応のひとつでもあるので、冷えを感じることは体が正常に働いていることの証しです。

健康な人の場合、体が冷えたとしても衣類を着たり、体を動かしたりすることで温まり、それによって血行がよくなれば冷えも改善されます。これは寒さによって収縮していた血管を拡張させたり、暑くなれば汗をかいたりして体温を下げようとする体温調節機能によるものです。

この体温調節機能は自律神経によってコントロールされています。ところが、慢性的に冷えにさらされていると、自律神経の働きが乱れるようになり、体温調節機能がうまく働かなくなってしまうのです。

ところで、一般的に、女性は冷えやすく、便秘になりやすいといわれます。その原因としては次の4つがあげられます。

①女性は男性に比べて筋肉の量が少ないうえ、運動不足などによって、基礎代謝量が少なく、消費するエネルギーの量そのものが少ない

②とくに最近の若い女性の場合、背が高く手足も長いので、体の表面積が大きくなり、熱を放出しやすくなっている

③ダイエットの影響で、住宅でいえば断熱材の役割を果たすべき皮下脂肪が少なくなり、放熱量が多くなる

④ホルモンの影響で、月経前の黄体《おうたい》ホルモンが分泌されている時期（黄体期）は、とくに手足の末梢が冷えやすくなる

とくに④に関しては、中年以降の女性の場合、更年期によるホルモンバランスの乱れに加えて、加齢による基礎代謝の低下も影響していると考えられます。

もちろん、男性も冷えとは無縁ではありません。

とくに中年以降になれば、運動不足などの影響で、筋肉量が低下して冷えを招きやすくなります。

また、過度なストレスやビールなどの冷たい飲み物の大量摂取も、その引き金になってしまいます。

冷え対策としては、体が冷えるような服装は避け、適度な水分をとりつつ、オリーブココア（110ページ）や具だくさんのミネストローネスープにエキストラ・バージン・オリーブオイルをかけて飲んだりして、お腹を温かく保つようにしましょう。

夏はエアコンの利きすぎに気をつけて、冷たい食べ物・飲み物のとりすぎにも注意したいものです。

腸を温めて免疫力アップ

近年は免疫力と冷えの関係も明らかにされつつあります。

細菌やウイルス、がん細胞などから私たちの体を守ってくれる免疫機能を担っているのが、白血球中の顆粒球《かりゅうきゅう》やリンパ球です。

これら免疫細胞がもっとも効率よく働くためには、ある程度の体温が必要です。

健康な人を対象にした実験では、体温が高い人ほどリンパ球の数が多いことがわかっています。つまり、体温が高い人ほど病気にかかりにくいといえそうです。

逆にいえば、体温が低下するとリンパ球の数が減少し、免疫力に悪影響を及ぼす可能性があるということでもあります。ただし、体温が1度下がると免疫力が何％下がるというようなことがいわれたりしますが、まだ確かなことはわかっていないようです。

なお、早期胃がんの患者さんと健康な人を対象にリンパ球の数を比較した調査では、がんの患者さんのほうがその数が少なかったことが確認されていますし、進行性の胃がんや大腸がんの患者さんによる同様の調査によれば、リンパ球の減少がさらに顕著だったという報告もあります。

新潟大学医学部の元教授で、免疫学が専門だった安保《あぼ》徹《とおる》先生によれば、平熱が36度以下だと、免疫力が働きにくくなるそうです。

というのも、白血球のなかのリンパ球がもっとも活性化するのが36・5度前後。つまり、それが免疫作用がもっとも働く体温ということになります。

安保先生によれば、一日でもっとも体温が低い朝の時間帯以外に体温を計測したときに、36度以下の低体温は注意が必要だとされています。

そして、免疫力を維持するためには、低体温を避け、保温力が重要であると結論づけています。

また、がん患者の平均体温も、健康な人より低いこともわかっています。体温が低下すると免疫力が低下し、がんをはじめ、いろいろな病気にかかりやすくなるのです。

免疫力を維持するためにも、体を冷やさないことはもちろん、「人体最大の免疫器官である」腸を温め、腸ストレスから腸を守ることが大変重要なのです。

「快便」のためには朝食をしっかりとる

腸にとっては「何を、いつ、どれだけ食べるのか」が重要です。

腸に定期的に刺激を与えて動かすには、3食のとり方、とくに朝食はしっかりとる。

これが鉄則です。

朝食や、あるいは夕食を抜くなど、不規則な食生活や、健康によいからと玄米やヨーグルトばかり食べてしまうなど偏った食生活による「欠食・偏食ストレス」は、腸の働きを停滞させてしまいます。

腸にとっては、何を、どれだけ食べるかだけでなく、いつ食べるか、つまり、そのタイミングも重要なのです。

食べたものが胃腸に入ると、副交感神経の働きによって反射的に大腸が収縮する胃・結腸反射という反応が起こります。

朝はまさに副交感神経が優位になっている時間帯です。このときにしっかり食べれば、胃・結腸反射が起こり、それと同時に大蠕動《だいぜんどう》（排便に関与する強い蠕動運動）が起こります（図表3－1）。

（図表3-1）腸の蠕動《ぜんどう》リズム

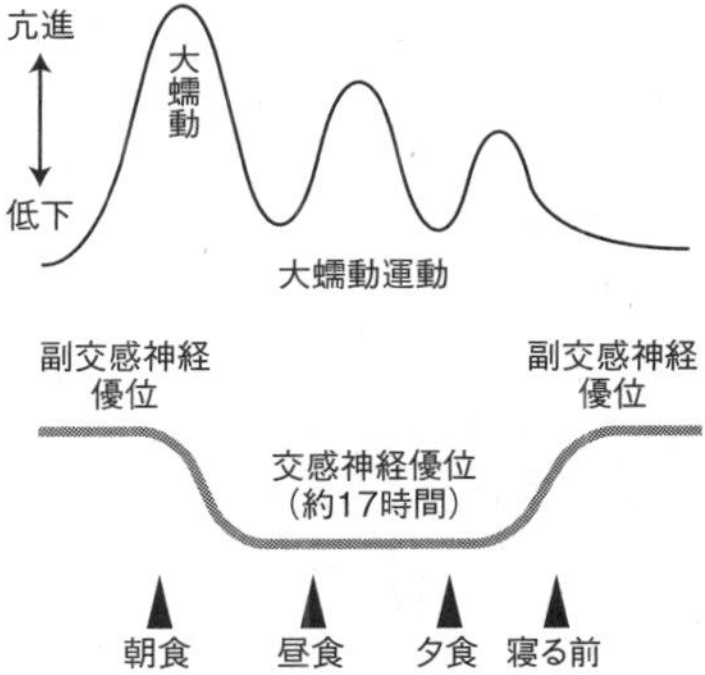

これによって、下行結腸やS状結腸（図表3－2）にたまっていた便を直腸まで強く押し出し、排便をうながすことができるのです。

日に数回起こる大蠕動のなかでも、朝の時間帯がもっとも強いことが知られており、それは副交感神経が活発で、さらに腸神経も働きやすい状態にあるためだとされています。しかも、大蠕

(図表 3-2) 人間の胃と腸

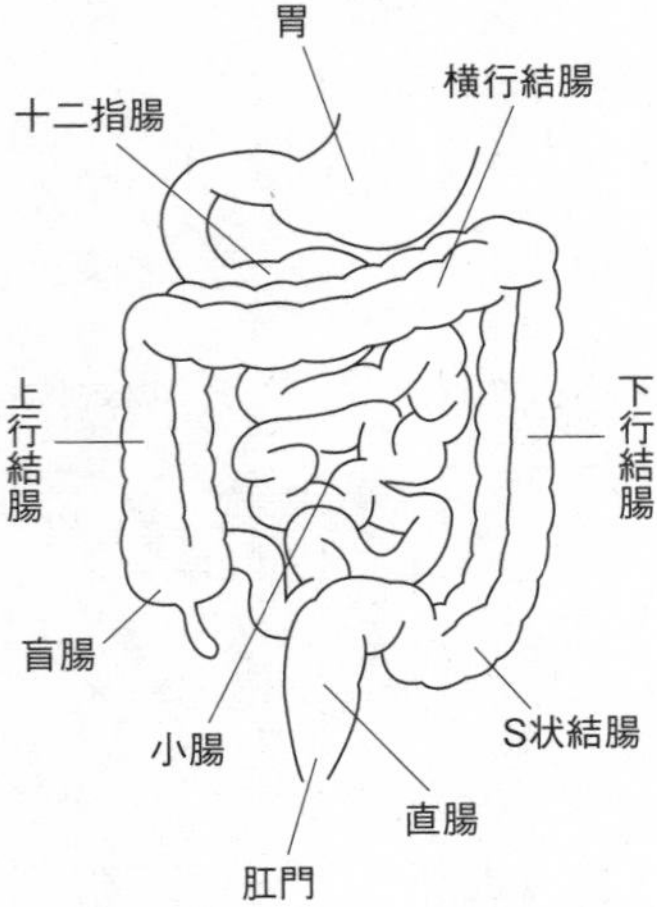

動は朝食後20～30分間程度しか持続しません。

したがって、朝食をとらないと、朝の大蠕動が起こりにくく、排便のタイミングを失い、便秘になりやすくなります。朝食をしっかりとって、排便につながるよう余裕を持って生活することが大切です。

「朝は食べられない」人のためのおすすめメニュー

朝食抜きの生活を長く続けていると、朝に食べること自体が苦痛になってきます。

私のクリニックの患者さんにもこのような方は多く、

「朝は食欲がなくて食べられない」

といわれます。

こんな人にすすめているのが、プレーン・ヨーグルトとバナナ、オリゴ糖で作る簡単な食事です。

作り方は、約200mlのコップに、3分の2くらいのプレーン・ヨーグルト（無糖で、できれば低脂肪のもの）を入れます。

ここにオリゴ糖約10mlと輪切りにしたバナナ2分の1本を入れてかき混ぜるだけです。

胃にも負担がなく、短時間で美味しく食べられるうえ、乳酸菌やバナナ、オリゴ糖をまとめて摂取できるので、大蠕動の刺激になるだけでなく、腸内環境も良好になります。

この簡単な朝食を続けているうちに、胃が朝食をほしがるようになり、もっとしっかりした朝食を食べることができるようになるのです。

一方、慢性下痢や過敏性腸症候群などで通勤途中にお腹の調子が悪くなる人たちには、朝食を食べずに、20～30分早めに出社するようアドバイスしています。

ただし、朝食を抜くのではなく、仕事場に着いてから朝食をとってもらうのです。

便秘や下痢はもちろん、健康のためには三度の食事をある程度、決まった時間に食べることが大事です。

それを繰り返すことで、腸の働きも規則的になり、決まった時間に排便ができるようになります。消化に関わる酵素が適切に分泌され、きちんと栄養となって体に吸収されるのです。

コンビニ弁当、外食にこのひと工夫

昼食には、バランスのよい、魚中心で野菜の豊富な食事が理想ですが、とくに外で働いている人にとっては、メニューの選択が難しいところです。

コンビニ弁当や外食ばかりしていると、揚げ物を多くとってしまいがちです。揚げ物は古くて酸化した油脂を使っているものが多く、アンチエイジングの大敵です。

また、外食では食物繊維が不足しがちになります。

外食のメニューでひとつだけあげるなら、イタリア料理のペペロンチーノがおすすめです。アルデンテにゆでたパスタ、ニンニク、トウガラシ、エキストラ・バージン・オリーブオイルと岩塩が入り、腸にヘルシーだからです。

コンビニへお昼を買いに行くのであれば、おにぎりが第一の選択肢です。これにインスタント味噌汁とリンゴ1個を加えれば、たいていの人がお腹を満たすことができます。

リンゴ1個を丸ごと食べると約4gの食物繊維をとることができます。リンゴには水溶性食物繊維であるペクチンが多く含有されており、食物繊維バランスから考えても効果的なのです。

夜遅くの食事が腸をダメにする

夕食は午後7～8時の間に食べるのが理想です。夜遅い時間の夕食は、腸のリズムを大きく乱すことにつながります。

とくに注意したいのは、就寝前3時間以内に食事をとること。言い換えれば、夜遅くに食べないことです。それは次のような理由からです。

夜は胃液の分泌が活発となる時間帯で、夜の11時ごろにピークに達します。一方、腸の働きは、夜間は不活発になりますが、深夜の眠っている間にも、自律的に食べた物を消化・吸収し、食物残渣を自動的に肛門側へとゆっくりと送り出しています。

そのときの腸の運動に関与しているのが、睡眠中に分泌されるモチリンというホルモンです。

モチリンは、十二指腸で分泌されるもので、就寝中の腸の運動に欠かせないホルモンです。具体的には、腸管全体に「空腹時収縮」という運動を起こします。同時に消化酵素（消化を促進する物質）や消化管ホルモンの分泌を促進して消化管内をきれいに掃除し、次の食事への準備をします。

このモチリンは空腹になっていないと、十分に分泌されません。胃や小腸に食べ物がなくなった時間帯、つまり空腹期に血中に放出されるのです。

空腹期に血中のモチリン濃度を測定すると、100分間隔で増減を繰り返しているのがわかります。そのピークは胃の空腹期収縮と一致するのです。お腹が「グーッ」と鳴ったときに、モチリンはもっとも多く分泌されているわけです。

ですから、夜遅くに食事をとって、まだ胃に食べたものが残っている状態で床につくと、モチリンが十分に放出されないので、翌朝までに食べ物の残渣を肛門のほうに送り出す準備が整わず、腸ストレスの原因になってしまいます。

食事の量や種類にもよりますが、食後、胃が空になるまでに約3時間かかります。夕食は就寝の3時間前までに、そして、できるだけ軽めにとるのがいいとされるのはこのためです。

逆算すると、夜12時に就寝するとして、できれば9時以降の食事は控えたいものです。仕事の都合などでどうしても夕食が夜遅くなりそうな場合は、夕方5時ごろにおにぎりなどの軽食を食べ、その分、夜はできるだけ軽くするという手もあるでしょう。

とにかく、夜遅い時間にドカ食いしてすぐ寝てしまうという食生活を続けることが健康に一番よくありません。消化・吸収のための時間が少なくなり、当然、肥満にもつながります。

とくに糖尿病の人は、夜遅く食事をとると、食後高血糖のまま眠ることになるので注意が必要です。

また、モチリンは自律神経によって左右されやすく、リラックスしているときに、よく分泌されるという特徴があります。

そのため、モチリンの分泌をよくするために、寝る3時間前までに夕食をすませるとともに、就寝前1~2時間は、心身がリラックスした状態になるようにしましょう。

このように体には消化・吸収のリズムがあるので、できるだけリズムを崩さない生活を心がけたいものです。

朝、コップ1杯の水で腸が目覚める

腸ストレスや老化などによって腸の運動機能が低下してほとんど動かなくなる状態を、私は「停滞腸《ていたいちょう》」と名づけました。

停滞腸の状態が認められると、便秘になったり、腸にガスがたまってお腹の張りを訴えたりする人が多くなります。

こうした人に有効なのが、朝、目覚めてすぐコップ1杯の冷たい水を飲むこと。まだ何も食べ物が入っていない空っぽ状態の胃に冷たい水が入ると、胃が刺激され、大腸に「蠕動運動を始めなさい」という信号を送ります。

このあと、きちんと朝食をとることで排便力はさらにアップします。また、冷たい水は脳を刺激して、「目覚めよ」というスイッチを押してくれます。まさに朝のリズムを作ってくれるのです。

実際、大腸は冷たい水に敏感です。

大腸内視鏡検査をおこなうときに患者さんの許可を得て、上行結腸（大腸のうち盲腸から上に向かう部分）に4℃以下の冷水を入れたことがありますが、これにより急速に蠕動運動が活発になる人がいることを確認しています。

こうした腸の動きをイメージしながら、朝の1杯の水を習慣づけるといいでしょう。

とくに便秘などの症状が長く続いている人は、朝だけでなく、こまめに水分を摂取することをおすすめします。

夏は便秘予防のためにも水を多めに

便をやわらかくし、便秘を予防するためにも水分は欠かせません。

水分の摂取量は1日あたり1・5～2ℓくらいが目安といわれます。

「そんなにたくさん必要なの？」と思われるかもしれませんが、飲んだ水のすべてが大腸に行くわけではありません。

飲み物や食べ物から摂取した水の一部は大腸に到達して、便に吸収されますが、1ℓ（＝1000㎖）の水を飲んだとしても、このうち900㎖は小腸に吸収されてしまいます。大腸に到達するのは、その10分の1のわずか100㎖程度にすぎません。

また、大腸に到達した水分から体内に再吸収される分を除くと、便に吸収されるのはこれ以下の量ということになります。

とくに夏は汗で水分が失われるため、便に吸収される水分量はさらに減少しますから、意識的に水を多めにとる必要があります。

「どんな水をとったらいいでしょう？」と聞かれることがよくありますが、基本的には水道水でかまいません。水道水に抵抗がある人はミネラルウォーターがいいでしょう。

ミネラルウォーターにはナトリウムやカリウム、マグネシウムといったミネラルが豊富に含まれています。

とくにカルシウムやマグネシウムが多く含まれているのは、「コントレックス」

(フランスのミネラルウォーター。日本のスーパーや薬局などでも市販されている)などをはじめとする硬水といわれるタイプの水ですが、独特の味がします。

一方、軟水は日本の天然水に多く、私たちにはなじみが深いといえます。

最近は外国からの輸入品もさまざまなものがあり、中硬水と呼ばれる種類のミネラルウォーターもあります。

毎日のことですから、美味しく味わって、長く続けることが大事です。とにかく「水分をとる」ということを重視して、味や種類は好みのものを選ぶといいでしょう。

お腹の張りにはペパーミント

停滞腸などによるお腹の張りに対しては、その原因となる腸内にたまったガスを排出する運動やウォーキングなどで体を動かすことが効果的ですが、ドイツなどヨーロッパでは、ペパーミントウォーターの摂取がすすめられています。

お腹のガスの正体は、その70％は口から飲み込んだ空気で、残りは血液中から拡散したガスと腸内で発酵したガスが混ざり合ったものです。このガスの成分は約400種類もありますが、インドール、スカトールなどの悪臭物質は1％にも満たないといわれています。

お腹のなかのガスの排出回数（いわゆる、おなら）は、人によって異なりますが、健康な人の場合、1日におよそ7～20回で、1回につき50～500㎖のガスを排出します。

結腸の中でも、とくに横行結腸にガスが多くたまると、胃を圧迫して胃の内容物を腸に送るのを滞らせるため、胃炎や逆流性食道炎と同じような症状――悪心《おしん》（むかつき）や食欲不振、胸やけなどを起こします。

実際、私のクリニックで、慢性便秘症の患者さんで胸やけなどの症状があり、胃内視鏡検査で逆流性食道炎が認められた人は8・8％にもなりました。

こうした症状は、大腸に貯留《ちょりゅう》したガスによって腹圧が上昇し、その結果、胃を圧迫することによるものだとわかります。

ハーブのペパーミント（薄荷《はっか》）には殺菌、抗ウイルス作用、解毒作用のほか、消化不良や胸やけを解消し、胃をスッキリさせる働きがあります。

また、ペパーミントには腸のガスの排出作用があることでも知られています。そのため、昔から薄荷オイルを混ぜたお湯に浸して絞った温タオルをお腹に当てる「メンタ湿布」という療法があり、ガスがたまったお腹（つまり停滞腸）の解消に用いられてきました。

そこで私が考案したのが、温かいペパーミント・ティーにジンジャー（ショウガ）、オリゴ糖、レモン果汁などを加えて作る「ペパーミント・ジンジャー・ティー」です。

ペパーミントの主要成分であるメントールが、セロトニン（リラックスホルモン）を増加させ、筋肉の収縮をうながす伝達物質サブスタンスＰ（Ｐ物質）の放出を抑制することによって、腸管の筋肉の収縮を抑制することが認められています。

さらに、ペパーミントの爽快な香味のもとであるメントール成分は片頭痛にも有効で、脳をスッキリさせるメリットもあります。

これらの作用が合わさって、腹痛や不快感のもとになる筋肉の過度の収縮を防ぎ、腸をリラックスさせてくれるのです。

一方、ジンジャー（ショウガ）は体を温める作用が強く、血液の循環をうながすほか、水分の代謝も助けます。

便秘のなかでもとくに冷えが強い人に効果的といえるでしょう。

軽い便秘の人では、この飲料だけで改善する可能性も大きく、新陳代謝の促進でむくみなども解消するので、ダイエット効果も期待できます。

さらに、オリゴ糖（102ページ）には腸内の善玉菌を増やして腸内環境を整える作用があります。

〈ペパーミント・ジンジャー・ティーの作り方〉

【材料】

・お湯　500㎖

・ペパーミントのティーバッグ（100％のもの）　1袋
・レモン果汁　大さじ1～2杯
・おろしショウガ（チューブ入り）　1～2㎝ぶん
・オリゴ糖　大さじ2～3杯

【作り方】
①ティーポットなどにペパーミントのティーバッグを入れ、沸騰したてのお湯を500㎖注ぎ入れ、2～5分おいて抽出する。
②1ℓ以上のボトルや容器などに移し、レモン果汁、おろしショウガ、オリゴ糖を加えて、よく混ぜる。

腸の専門医が注目する「酪酸」とは？

いま、腸の専門医の間では、食物繊維（なかでも水溶性食物繊維）が腸内細菌

（図表3-3） おもな脂肪酸の種類

	飽和脂肪酸	一価不飽和脂肪酸	多価不飽和脂肪酸
長鎖	パルミチン酸（牛脂、ラードなど）	〈オメガ9〉オレイン酸（オリーブオイルなど）	〈オメガ6〉リノール酸（サラダ、ゴマ油など） 〈オメガ3〉EPA、DHA、α-リノレン酸（青魚、アマニ油など）
中鎖	カプリル酸、カプリン酸（ココナッツ油など）		
短鎖	酪酸、酢酸、プロピオン酸（酢など）		

※飽和脂肪酸は常温で固体、不飽和脂肪酸は常温で液体
※油の主成分である「脂肪酸」にはさまざまな種類があり、分子が鎖状につながっていて、その長さによって「長鎖」「中鎖」「短鎖」に分類されています

によって分解されてできる酪酸に注目が集まっています。

前にもお話ししたように、酪酸は大腸の一番のエネルギー源で、小腸にとってもグルタミンに次いで二番目のエネルギー源となっています。

つまり、酪酸が足りないと腸はエネルギー不足となり、十分な働きをすることができなくなります。

酪酸とは脂肪酸のなかの短鎖脂肪酸の一種です。脂肪酸は炭素の結合数によって、短鎖脂肪酸、中鎖脂肪酸、長鎖脂肪酸の3種類に分けられます（図表3－3）。

中鎖脂肪酸は、健康にいいと話題のコ

コナッツオイルなどに含有されるカプリン酸がそれに当たります。長鎖脂肪酸は、オリーブオイルに多く含まれるオレイン酸や、サラダ油に多いリノール酸などです。

酪酸などの短鎖脂肪酸は、交感神経を介して、エネルギー消費を増大させたり、血液中の単球《たんきゅう》、好中球《こうちゅうきゅう》の働きを抑制し、抗炎症作用を示したりすることが指摘されています。

また、腸内を酸性にするため、乳酸菌やビフィズス菌などの善玉菌を増やし、悪玉菌を減少させることで、腸内フローラ（腸内細菌叢《そう》）のバランスをよくします。

酪酸は、食物繊維のなかでも、水溶性食物繊維をとることで、より多く作り出されます。甘味料の一種、オリゴ糖も、腸内で一部が酪酸に分解されます。

以上のことからも、腸の健康のためには、食物繊維、なかでも水溶性食物繊維がいいということがおわかりいただけるでしょう。

そこで、腸のなかで酪酸を生み出す「タマネギダレ」の作り方をご紹介しましょう。タマネギにはイヌリンなどの水溶性食物繊維のほかにも、オリゴ糖も豊富に含まれるため、腸のなかで酪酸が多く産生される、腸にとてもいい食材です。

野菜スティックのディップにしたり、唐揚げにかけて食べたりすると美味しくいただけます。

〈タマネギダレの作り方〉

【材料】

・タマネギ　1個
・醤油　大さじ2杯
・酢　ハチミツ　エキストラ・バージン・オリーブオイル　各大さじ1杯

【作り方】

①タマネギをみじん切りにする。
②①に醤油、酢、ハチミツ、オリーブオイルを混ぜて合わせる。

和食を食べなくなって大腸がんが増加!?

日本人がかかるがんのなかでは、かつては胃がんが男女ともに圧倒的多数を占めていました。

ところが平成に入った頃からその数に異変が起こり始めました。男女ともに、大腸がんによる死亡率が急カーブで上昇し、2019年には、大腸がんは女性のがん死の1位、男性の3位となってしまいました（17〜18ページ）。

大腸がんのはっきりした原因は特定されていませんが、便秘を引き起こす腸内環境の悪化とは無関係ではないはずです。

たとえば、大腸がんの発生部位のなかでもっとも多いのが直腸で、約38％にものぼります。それに続くのが、直腸の手前にあるS状結腸で約34％です。

直腸は、腸でおこなわれる消化、吸収の最終地点として、食べた物に含まれる添加物などのがん化を促進する物質が、もっとも濃縮された状態で下りてくる場所です。

そこで、便秘などで老廃物が直腸に長くとどまってしまうことが、がんを発生させる要因になるのではないか、と考えられてきました。S状結腸においてがんが多発するのも、同じ理由からと推測されます。

いずれにせよ、以前は少なかった大腸がんの発生数がこれだけ増えてしまったのは、日本人の腸内環境の悪化、つまり腸ストレスが一因と考えて間違いないでしょう。私たちの腸内環境の悪化をもたらしたのは、食生活の変化によるものであることは明らかです。

日本人の食生活は、かつての伝統的な和食から、肉や油を多くとる食事へと大きく変わりました。これによって寿命が延びて体格もよくなりましたが、「がんの欧米化」も招いてしまったのです。

もともと欧米人に多く見られる大腸がんは、和食中心の食生活だった頃の日本では、ほとんど見られませんでした。ということは、見方を変えれば、私たちの食生活を見直すことで、大腸の病気を予防することも可能だといえるのです。

植物由来のファイトケミカルでがんを防ぐ

腸ストレスを除去し、抗酸化と免疫力アップの働きを兼ね備えるものとして注目されている栄養素が、第1章でも紹介したファイトケミカル（56ページ）です。

ファイトケミカルは植物由来の抗酸化成分の総称で、植物が紫外線や害虫から身を守るために作り出したもの。植物だけが作る成分で、ヒトや動物には作ることができません。おもに植物の色素や香りの成分などに含まれています。

近年は糖質、脂質、タンパク質にビタミン、ミネラルを加えた五大栄養素に、第六の栄養素として食物繊維、さらに第七の栄養素としてファイトケミカルが位置づけられるようになってきています。

その種類はわかっているだけでも1000種類以上あるとされ、ブロッコリーに含まれるスルフォラファン、トマトのリコピン、ホウレンソウのルティン、トウガラシのカプサイシンなどがよく知られています。

ファイトケミカルには、大きく分けて3つの重要な働きがあります。簡単に説明しましょう。

①抗酸化力を高める作用

酸化を抑えて、病気や老化のもとになるといわれている活性酸素の毒を無害化する働きです。

体内に備わっている抗酸化力は年齢とともに低下し、活性酸素が発生するスピードに追いつけなくなります。ファイトケミカルの抗酸化力は、細胞のなかで発生した活性酸素から体を守ってくれるのです。

②免疫力を増強する

ファイトケミカルの免疫増強作用には、免疫細胞の数を増加させ、働きを活性化させる作用、免疫細胞を活性酸素から守る作用、がん細胞を攻撃する免疫細胞を賦活化《ふかつか》（活性化）する作用があるといわれています。

（図表3-4）ファイトケミカルを多く含む食品

食材	ファイトケミカルの種類
アブラナ科の野菜（ブロッコリー、カリフラワー、キャベツ、ハクサイ、チンゲンサイ、コマツナ）	グルコシノレート類、フラボノイド類
ブロッコリー	スルフォラファン、ルティン
パセリ、セロリ	フラボノイド類
アブラナ科ダイコン属の野菜（ダイコン、ハツカダイコン、葉ダイコン）	グルコシノレート類、フラボノイド類
キク科アキノノゲシ属の野菜（レタス、サニーレタス）	プロトカテュク酸
トマト	リコピン、β-カロテン、フラボノイド類
ユリ科ねぎ属の野菜（タマネギ、ニラ、ニンニク、ラッキョウ、ワケギ、アサツキ、ネギ）	アルキルチオスルフィネート類、フラボノイド類、メチルアリルトリスルフィド
トウガラシ	カプサイシン
ワサビ、マスタード	アリルイソチオシアネート
ウコン（ターメリック）	クルクミン
ショウガ、ミョウガ	ショウガオール、ジンゲロール

③がんを抑制する

ファイトケミカルは、先の2つの働きによって、がんを誘発する活性酸素に対抗したり、免疫細胞を活性化させたりすることによって抗がん作用を発揮する、といわれています。

活性酸素によるダメージから体を守り、大腸がんなどの生活習慣病を予防してくれるというわけです。

ファイトケミカルが豊富に

含まれている食材の名前と、その成分をまとめた一覧表を載せておきますので、料理の材料選びの参考にしてください（図表3－4）。

スプラウトはなぜ野菜の王様なのか？

ブロッコリーには200種類以上ものファイトケミカルが含まれています。アンチエイジング効果も抜群です。野菜の王様といっていいでしょう。

ブロッコリーに含まれる硫黄化合物は、人間の体に入ると、後述するスルフォラファンというファイトケミカルに変化し、がん細胞を抑制する働きをします。

とくに最近、注目されているのがブロッコリー・スプラウトです。スーパーの野菜売り場でもよく見かけるようになりました。

スプラウトとは、種が発芽して間もないものを食用とする野菜のこと。日本では発芽野菜や新芽野菜と呼ばれるものです。

植物の新芽が出るときは、植物の成長に必要な各種ビタミンやミネラル、ファイトケミカルなどさまざまな栄養素が作られます。

つまり、スプラウトは栄養の宝庫であり、強い抗酸化力を持っている食材であるといえるでしょう。

このスプラウトが、がんの予防に役立つと注目されたのは、1990年代になってからのこと。米国のジョンズ・ホプキンス大学のグループによる発芽ブロッコリーのがん予防効果に関する一連の研究がきっかけでした。

同研究グループは、ブロッコリーから体内の解毒《げどく》酵素を活性化する働きがあるスルフォラファンという化学物質を抽出しました。

これをラットに投与したところ、がん発症率の低下が見られた、というのです。

その後の研究によって同じブロッコリーでも、発芽して3日目くらいのスプラウトに、このスルフォラファンが10～100倍も多く含まれていることがわかりました。

ほかにも、ブロッコリーをはじめとするアブラナ科の野菜（キャベツ、カリフラワーなど）によるがん関連の研究がいくつか報告されています。

その多くで、がん発症リスクが抑えられたという結果が出ているのですから、大腸がんの予防のためにも、アブラナ科の野菜、なかでもブロッコリー・スプラウトは無視できない食材といえるでしょう。

なお、ブロッコリーには抗酸化ビタミンであるビタミンCや、体のなかでビタミンAに変化するカロテン、胃潰瘍を防ぐビタミンU、インスリンの働きをサポートするクロムなど、さまざまなファイトケミカルが豊富に含まれています。

さらに、食物繊維も豊富なので、動脈硬化や便秘予防にも効果的です。

ただし、スルフォラファンもビタミンCも熱に弱いので、調理の際は加熱しすぎないようにするのがコツです。

オリーブオイルのポリフェノールががんに有効

現在研究中ではありますが、エキストラ・バージン・オリーブオイルの成分そのものが、がんを予防している可能性があるようです。

それは、このオリーブオイルに豊富に含まれている抗酸化物質が重要な働きをしていると考えられています。

抗酸化物質は、体内でがんの原因ともなる活性酸素を撃退する働きをします。

よく知られているように、がん細胞は私たちの体内で毎日のように発生しますが、体に備わる免疫がその増殖を抑制しています。この免疫力を維持するためには、抗酸化物質が欠かせないとされています。

オリーブオイルには主成分のオレイン酸をはじめ、ファイトケミカルの一種のポリフェノール、ビタミンE、葉緑素といった抗酸化物質が豊富に含まれています。

なかでも、オレオカンタールというポリフェノールはエキストラ・バージン・オリーブオイルだけに含まれています。

このオレオカンタールには、強い抗炎症作用もあることがわかっています。

つまり、エキストラ・バージン・オリーブオイルは、抗酸化作用・抗炎症作用という腸や体の老化防止・健康維持に欠かせない2つの大きな働きが期待できるのです。

私のクリニックでは、大腸がんの手術をしたことがある患者さんには、必ずエキストラ・バージン・オリーブオイルの摂取をすすめています。私のクリニックでの150人ほどのデータですが、これまで大腸がんが再発したのは1人だけで、大腸がんで亡くなった方はいません。

実際に、日常的に多量にオリーブオイルを摂取する南イタリアやスペイン、ギリシャ、フランスなど地中海沿岸地域では、大腸がんの発症率が比較的少ないとされています。

オリーブオイルで結腸がんを防ぐ

善玉コレステロール値として知られるHDLコレステロール値が結腸がんのリスク低下と関係しているという疫学データが、ヨーロッパの共同研究グループにより2011年に公表されました。

このデータは、ヨーロッパ10カ国の52万例以上を対象にした、がんと栄養に関する大規模疫学研究から得られたものです。

それによると、身長、体重、喫煙習慣、身体活動、食習慣などの諸条件を補正した結果、善玉コレステロール値、およびアポリポタンパク－Ａ（Ａｐｏ－Ａ）値は、結腸がん発症と負の相関関係を示しました。

つまり、善玉コレステロール値やＡｐｏ－Ａ値が上昇すると、結腸がんのリスクが低下するということ。なお、直腸がんに関しては、明らかな関係は認められていません。

ここで思い出していただきたいのは、エキストラ・バージン・オリーブオイルの効能です。

このオリーブオイルを摂取していると、そこに多量に含まれるオレイン酸の効果によって、血中総コレステロール値および悪玉コレステロール値を低下させ、善玉コレステロール値は下げない、あるいは上昇させることもあると認められています。

結腸がんの予防のためにも、積極的にエキストラ・バージン・オリーブオイルをとって、善玉コレステロール値を低下させないよう心がけていただきたいものです。

「葉酸」で大腸がんのリスクが75％も軽減!?

大腸がん予防によいと注目されている栄養素のひとつに葉酸があります。

これはビタミンB群の水溶性ビタミンで、細胞が作られる過程で欠かせない栄養素です。つまり、がん細胞の生成にも深く関わっているのです。

葉酸は、モロヘイヤ、ホウレンソウなどの野菜や、焼きノリ、コンブ（乾燥）などの海藻、鶏や牛のレバーなどに多く含まれています。

葉酸を多くとっている人（男性）のほうが、大腸がんのリスクが低下するという近年の研究結果から、大腸がん予防の作用が明らかになりました。

葉酸にはＤＮＡの修復作用があり、これががんの予防に効果的に働くとされています。

がんの原因は細胞を作る遺伝子の損傷です。活性酸素などによって遺伝子が傷つき、健康な人でも毎日のようにがん細胞が作られています。

免疫系が正常に機能している健康体では、がん細胞の増殖を抑える抑制遺伝子が働いているので、がんの発症を食い止めることができるのですが、自己治癒力が弱まってしまった場合には、がん細胞の増殖を抑えることができず、がんが発症します。そこで遺伝子の修復が期待できる葉酸は、がん予防に有効だというわけなのです。

ちなみに、葉酸はサプリメントによる摂取でも有効であるという報告もあります。

たとえば、ハーバード大学の疫学研究グループによる、8万8750人の女性を対象に、葉酸の摂取と大腸がんのリスクを調査した研究によれば、葉酸を含む総合ビタミン剤を15年以上服用していた女性では、大腸がんのリスクが75％も低下するという驚きの結果が報告されているのです。

さらに、1999年に発表されたハーバード大学のがん予防センターの「大腸がん予防のための提言」では、0・4㎎の葉酸を含むビタミン剤を毎日飲むことが推奨されています。

葉酸は胃や腸の粘膜強化も期待できますので、腸壁を強くして、腸内環境を整える働きもあるのです。抗がん作用と腸力アップが期待できる葉酸は、がん予防の重要な栄養素といえるでしょう。先にあげた食品やサプリメントを活用しながら葉酸を積極的にとることをおすすめします。

小腹がすいたらアーモンドが最適

小腹がすいたとき、あるいは3時のティータイムに何を食べていますか。ついつい甘い物やスナック菓子などを食べてしまいがちですが、これらはカロリーが高く、がん化を促進するトランス脂肪酸を含むことが多いため、あまりおすすめできません。

そんなときに最適なのがナッツ類です。私はとくにアーモンドをおすすめしています。

実は、アーモンドには、すぐれたパワーがあるのです。

まず、食物繊維が豊富に含まれていること。

さらに、アーモンドからアーモンドオイルが作られるくらい油分も豊富で、これが体にいいオレイン酸などを多く含む良質の油なのです。

地中海地方でも、ナッツはよく食べられています。この地方の人は心臓疾患や血管系疾患がとても少ないことが知られていますが、実際に、アーモンドなどのナッツ類を日常的に食べていると、大腸がんや心臓血管系の疾患のリスクを低下させることが疫学的調査でもわかっています。

アーモンドはローストしただけの味がついていないものでもとても美味しいですし、ゆっくり噛んで食べると、それだけで満足感も味わえます。

私自身も、診療が夜遅くまでかかって小腹がすいたときには、アーモンドを数粒つまんで空腹をしのいでいます。

アメリカ対がん協会が推奨するカルシウムのパワー

カルシウムといえば、骨細胞の増強・修復に欠かせない成分ですが、それだけでなく、近年では大腸がんの予防に関して、重要な働きを担っていることがわかってきました。

アメリカ対がん協会（ＡＣＳ）が発表している大腸がん予防対策にも、カルシウムの摂取があげられています。

以前から、カルシウムが大腸がんに対して予防的に働くことが指摘されていましたが、１９９０代後半以降に発表された海外の大規模な研究で、食事およびサプリメントからのカルシウムの摂取が多い人は、大腸がんのリスクが低いということが実証されました。

カルシウムの摂取量がもっとも低いグループと比較すると、もっとも多いグループの大腸がん発症リスクは、約22％低いという結果です。

カルシウムを摂取するのに効果的な食材をあげるとすれば、その代表は牛乳やヨーグルトになるでしょう。

小魚や海藻類にもカルシウムは豊富に含まれていますが、吸収率が低いため、それを考え合わせると、牛乳やヨーグルトに軍配が上がるようです。

2007年の世界がん研究基金/米国がん研究所の「食品・栄養・身体活動とがん予防」と題された報告書でも、がんのリスクを低下させる物質として、カルシウムがほぼ確実に効果がある栄養素としてあげられていました。

なぜ、カルシウムが大腸がんに効果があるのか。

それは、脂肪をとりすぎると大腸がんになりやすいことと関係します。

まず、脂肪を大量にとると、悪玉菌の割合が増えるなど腸内細菌のバランスが崩れ、がんが発生しやすい腸内環境になります。

また、脂肪を摂取したときに大量に出る胆汁酸が酸化した二次胆汁酸が、大腸がんの引き金になりうることがわかっているのです。

まだ研究段階ですが、カルシウムにはこの胆汁酸を吸着し便中に排出する働きや、大腸上皮細胞を正常に保つ機能があることが証明されつつあります。

ただし、牛乳やヨーグルトのとりすぎは脂肪摂取過多になる可能性があるので、低脂肪ミルク、低脂肪ヨーグルト、無脂肪ヨーグルトがおすすめです。

第4章

「腸ストレス」を遠ざける生活習慣

ここまで、腸ストレスを取り去って、心と体が元気になるための、「食」に関する新常識をお話ししてきました。どれもすぐに試せるものばかりですので、ぜひ新しい食習慣として実践していただきたいと思います。

では、本書の最後になりますが、「食」以外の、簡単な腸ストレス対策をまとめてご紹介することにしましょう。

便秘やお腹の張りに「腸もみマッサージ」

便秘や停滞腸の人のなかには、夕方になってくると腸にガスがたまり、お腹が苦しくなってくるという人がけっこういます。こういうときにおすすめなのが「腸もみマッサージ」です。

この方法は私が大腸内視鏡検査をおこなっているときに発案したものです。

実は内視鏡検査を実施するときは、器具の先端のカメラ部分が腸内を進みやすく、かつ見やすくするために、大腸に空気を送り込みます。

（イラスト 1） 腸もみマッサージ

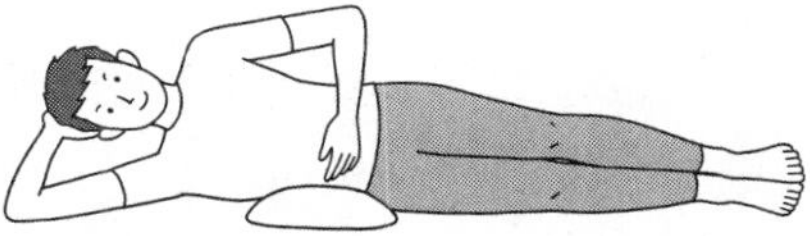

①右脇腹に枕を当てて横になり、左手で右脇腹を持ち上げるようにマッサージする。 枕で上行結腸を押し、手で横行結腸を刺激するイメージで 1 分間

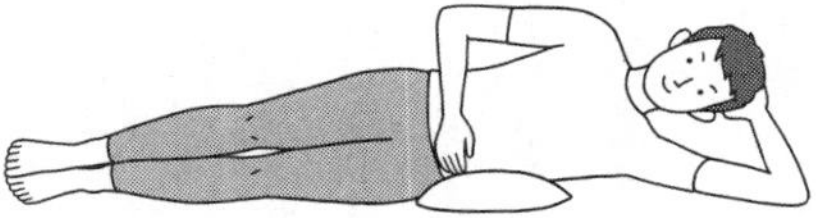

②今度は左脇腹に枕を当てて、右手で左脇腹を持ち上げるようにマッサージする。 枕で下行結腸を押し、手で S 状結腸を刺激するイメージで 1 分間

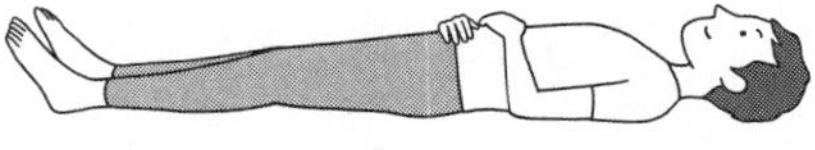

③仰向けになり、両手で下腹部をさするように1 分間マッサージする

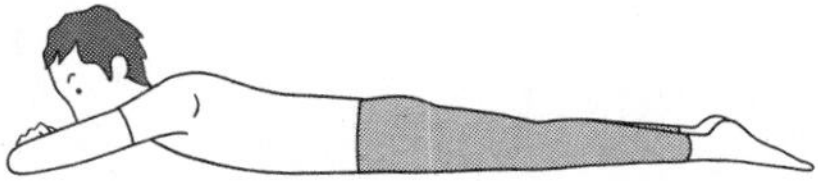

④最後にうつ伏せになり、お腹までしっかり息を吸い込むようにして、1 分間ゆっくり深呼吸をする

ところが、これは腸内にガスがたまっているのと似たような状態ですから、患者さんにとっては苦しい。検査では左半身を下にして寝ますので、横行結腸（136ページ参照）が下垂し、ガスがたまりやすくなっていることもあるようです。

そこで検査が終わると空気を抜くために、体の位置を右半身が下になるように変えてもらいます。これによって、ガスが抜けやすくなります。

この原理を応用したのが腸もみマッサージです。

3種類のマッサージの最後に、うつぶせの姿勢で腹式呼吸をおこないます。しっかり息を吸い込むと直腸を刺激することができます。

詳しいやり方は、イラスト1を参考にしてください。毎日続けているうちに徐々に効果が表れてきます。便秘で苦しんでいる方もぜひ試してみてください。

腸の老化を防ぐ睡眠習慣

快適な睡眠も体内リズムを正常にして、朝の大蠕動を起こすのに有用となってきます。

夜の眠りが浅かったり、睡眠時間が短かったりすると、体内時計が適切に働かず、さまざまな腸の不調・障害に結びつく可能性があるのです。

たとえば、海外旅行で時差ボケになり、体内時計のリズムが狂ったときに便秘になりやすいのは、このためと考えられます。

したがって、規則正しい睡眠をとることが、体内リズムを維持することにつながり、便通にも有効に作用すると考えられるのです。

よい睡眠を得るためのポイントとなるのは、体温のコントロールです。

人間の体は日中活動している間は体温が高く、夜になり体温が下がると眠くなるようにできています。この体温低下の幅が大きいほど眠気が強くなり、寝つきがよくなるとされています。

そのため、眠りにつく少し前にストレッチなどの軽めの運動、入浴などで体温を上げておくと、脳は体温を下げようと指令を出すため、深い睡眠に入りやすくなります。

体温を下げるためには体中の血液を冷やす必要がありますが、この役割は手足が担っています。手足の表面に熱い血液が流れてきて、汗をかくことにより、気化熱で血液を冷やし、体温を下げるのです。

ちなみに冷え症の人は体温が高くても手足が冷たく、手足からの放熱ができないため体温を下げにくいという問題があります。そこで夏でも手袋や靴下で手足の血液循環をよくして、放熱をうながすと体温が下がりやすくなります。

また、スローテンポの音楽を聴くなど、交感神経優位から副交感神経優位の状態にスイッチを切り替えましょう。

部屋の照明も少し落として、間接照明などにするのもよい睡眠を導いてくれます。

眠りにつく前には脳の過剰な刺激を避け、就寝前に長い間スマートフォンを見るのを控えるなど、できるだけリラックスモードで布団《ふとん》に入ることが重要です。

そうすることで、睡眠も深くなって、前日の疲れが取れやすくなります。就寝中のモチリンの分泌も活発になり、寝ている間に腸がきれいになって、朝起きた頃にはすっかり空腹になっています。そうなれば、朝食をしっかり食べられ、排便もスムーズになります。

「思い出し法」でリラックスを手に入れる

もっと簡単にリラックス状態に入りたいという方におすすめしたいのが「思い出し法」です。

昔の楽しかったことや懐かしい光景を思い出すと、なんとなく幸福な気持ちに浸れるものです。あるとき、私はこれは自律神経によい作用をもたらしているのではないかという仮説を立てました。

そこで、被験者の方々にモニターを付け、心拍数を測定しながら、14～15歳頃の楽しかったことやよかったことを思い出してもらう試験をしました。すると、予想どおり被験者全員の心拍数が低下することを確認したのです。

心拍数が低下するということは、副交感神経が優位になっているということです。

その結果、腸の蠕動運動の活発化・便通改善につながっていくのです。

私は、このような楽しいことや、よかったことを思い出してもらう健康法を「思い出し法」と命名しました。

そもそも、この「思い出し法」を思いついたきっかけは、精神科医で作詞家の北山修先生（ヒット曲『帰って来たヨッパライ』のザ・フォーク・クルセダーズの元メンバーでもあります）が主宰する精神分析セミナーに通ったことがきっかけでした。

このセミナーで、精神分析の祖・フロイトが考えた概念で、無意識と意識の間に前意識というものがあることを理解したのです。そこから前意識の扉を開ける方法として、「思い出し法」というアプローチを思いつきました。

では、思い出すことが、なぜ健康効果をもたらすのでしょうか。

人間は昔の楽しかった頃を思い出すと、脳内で大脳辺縁系《だいのうへんえんけい》にある感情システムが活性化して、ドーパミンという快感物質が生まれます。つまり、思い出すことは、快感（幸福感でもある）をもたらし、脳の活性化につながると考えられるのです。

そして、よい思い出に浸ることで、リラックスモードに入るため、副交感神経が優位になりやすくなります。

その結果、自律神経のバランスが取れ、血圧のコントロールができたり、胃腸が活発になったり、不眠が改善するなど、心の幸福感ばかりでなく、体の不調の改善も期待できるのです。

たとえば、昔好きだった音楽（CD）を聴いたり、懐かしい映画（DVD）を観賞したりすることでも、自分の記憶のなかの楽しかったことや、よかったことの思い出しの「扉」を開くことができます。

ウォーキングで腸を活性化する

有酸素運動の代表であるウォーキングは腸の働きを活発にします。

加齢や運動不足が原因で腸が弱くなった、あるいは便秘がひどくなったといった症状に悩む人は多いはずです。腸の老化とともに、腹筋や背筋などの筋力の衰えがその一因であることが考えられます。

ウォーキングは、これらの筋力の老化防止や増強にも非常に有効です。

ウォーキングが腸によい理由は、次の3つです。

①運動の刺激によって腸の動きがよくなる（腸内にバリウムを入れて撮影すると、歩くことで腸管が動くのがよくわかります）
②血液の循環をよくしたり、汗をかいたりして、新陳代謝をうながす
③リラックス効果によって副交感神経が優位になり、腸の働きが高まる

まずウォーキングを始める前には、入念なストレッチを施し、ミネラルウォーターかスポーツドリンクで水分を補給しておきます。

歩くときは歩幅をやや広くし、腕を大きく振ること。少し呼吸が速くなり、軽く汗をかく程度の速度で約30分歩くことをおすすめします。

暑い日はとくに熱中症予防のために、水分摂取を意識しながら実施してくださ

い。

毎日歩くことが理想ですが、少なくとも週2回以上は、意識しておこなうようにしたいものです。

時間がない人は朝、最寄りの駅まで（バスや自転車を使わず）歩く、昼休みを利用して歩く、休日、ウィンドーショッピングを兼ねて歩くなどの方法があります。

ウォーキング以外でも、たとえば30分程度のストレッチ、ヨガなどがおすすめ。激しい運動を短時間するよりも、長時間継続しておこなえる有酸素運動が腸の活性化には効果的なのです。

「パッセンジャータ」と「昼寝」のすすめ

パッセンジャータはイタリア語で、日本語に訳すと「そぞろ歩き」のことです。運動の一環ともいえますが、それ以外の効用もたくさんあるので、ご紹介したいと思います。

地中海地域では午後から夕方にかけて、すべての家事や仕事から解放された時間、家族や友人、恋人とおやつを食べながらパッセンジャータをする習慣があります。

地中海のヨーロッパ大リゾート地のひとつであるスペインのマヨルカ島を訪ねたとき、午後から夕方にかけて、子どもから大人までみな楽しそうにこの「そぞろ歩き」を楽しんでいました。

イタリアでも、日が沈む頃、若者からお年寄りまでが街中にどっと繰り出し、友人、家族、恋人などと街路空間を練り歩くといいます。パッセンジャータは運動としての効果があるだけでなく、おしゃべりをすることから気晴らしができるなど、さまざまなメリットが得られます。

地中海地域の人々が健康である背景には、このそぞろ歩きの習慣も大きいのではないかと思います。

また、これらの地域では「シエスタ」（昼寝）の習慣もあります。仕事はほどほどに、人生を楽しもう、という考え方が根づいています。

最近の研究で、10～15分程度の昼寝（仮眠）は、夜の睡眠（本睡眠）に悪影響を与えないうえ、脳の疲れを取ってリフレッシュさせてくれることがわかっています。

お昼休みなどを利用して、10～15分の昼寝を習慣にして、脳と体をリフレッシュさせてみてはいかがでしょうか。

腹筋運動で排便力を鍛える

排便をするときには、お腹に力を入れて力みます。このとき腹筋の力を使うのですが、腹筋は加齢によって衰えるので、腸の健康のためにも、腹筋運動を習慣化することが大切です。

とくに女性は男性に比べてもともとの筋肉量が少ないので、日頃から腹筋を鍛えておくようにしたいものです。

腹筋を鍛えると排便がスムーズになるだけでなく、腸の蠕動運動も起こりやすく

（イラスト２）かんたん腹筋運動

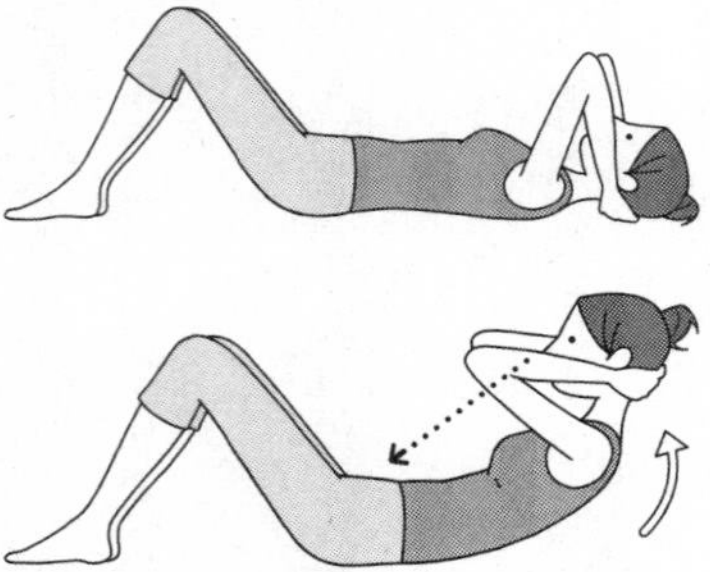

①仰向けになって、膝を立て、頭の後ろで手を組む
②おへそが見えるまで頭を起こし、その状態で10秒キープ。
その後、ゆっくり頭を戻す。これを10回おこなう

なり、腹部の血行が促進されます。

また、いわずもがなですが、腹筋は体の骨を支える重要な筋肉群のひとつであり、この部分を鍛えることは運動器（体の運動に関わる骨や関節、筋肉などの総称）の健康にもつながります。

最近、整形外科のお医者さんが注意をうながしている「ロコモティブ・シンドローム」（略称ロコモ：運動器の機能が衰えることで要介護や寝たきりの状態になったり、そのリスクが高くなったりした状態）という症状がありますが、腹筋を鍛えることはこのロコモの予防にもなるのです。

さらに、腹筋を鍛えると、ウエストが引き締まるなど、美容にも大きなメリットがあります。

腹筋運動というと、上体を倒してから起き上がるという、ハードな運動のイメージがありますが、前ページのイラスト2にあるように、頭を上げるだけでも十分効果があります。リラックスした状態で「ゆっくり、じっくり」おこないましょう。

それほど長い時間は必要ではありませんが、なかなか時間が取りにくいという人は、朝起きたときや就寝前、布団のなかでおこなうようにすると、習慣にもしやすくなります。

香りで腸も元気になるアロマテラピー

香りが心身に与える影響は想像以上に大きいものです。よい香りは、単にリラクゼーション効果だけでなく、心身のいろいろな症状を緩和させてくれることが知られています。

逆にいうと、人工的で不快な香りは、知らず知らずのうちにストレスになっていることもあるのです。

香りによる治療法を系統的にまとめたものが「アロマテラピー」（芳香療法《ほうこうりょうほう》）です。

アロマテラピーは、植物の芳香物質に含まれる薬効成分を抽出した精油（エッセンシャルオイル、アロマオイル）を、鼻や皮膚から取り入れて、さまざまな病気を治す方法です。

精油の芳香成分は鼻から吸収され、香りを認識する嗅神経細胞《きゅうしんけい》から大脳の視床下部に送られます。「アロマで気持ちが落ち着いた」「元気が出た」というのは、精油の有効成分が脳にダイレクトに作用した結果です。

また、精油を鼻から吸収すると、有効成分が気管支、肺へと運ばれ、血液中に溶け込みます。マッサージや塗布《とふ》によって精油を皮膚につけると表皮のバリアを通り抜け、皮下組織へと浸透し、毛細血管から血液に混ざって体内に吸収され、さまざまな効能を発揮するのです。

精油のなかには腸の働きをよくするものもあります。「シナモン・リーフ」「オレンジ・スイート」「カルダモン」「ジンジャー」「ペパーミント」「タイム」「ラベンダー」「ローズマリー」「バジル」などです。好みの香りの精油を選べばリラックス効果も期待できます。

なかでも、これまでにも何度か紹介したペパーミントの香りは、腸の筋肉をリラックスさせるだけでなく、心身にとって心地よい環境を作ってくれます。さらに、ストレスを緩和させ、記憶の思い出しをスムーズにし、脳の記憶を整理する部位といわれる海馬《かいば》の保護につながることもわかってきました。

さらに、ラベンダーの香りもリラクゼーション効果があることが明らかになっています。

週末はアロマバスでリラックス

お腹にガスがたまって起こる腹部膨満感（お腹の張り）や、ストレスなどによって引き起こされる頭痛や肩こりに対しては、ペパーミントのエッセンシャルオイルを使った温湿布が有効です。方法は次のとおり。

①洗面器に40度程度のお湯を張り、ペパーミントオイルを数滴垂らします
②ここにタオルを浸して絞り、腹部、首筋や肩などに当てます

メントールと温熱の相乗効果で、筋肉の緊張を解き、腸の働きもよくなります。

また、オイルウォーマー（キャンドルの熱でオイルを温め、蒸気と一緒に香りを広げていくアロマ器材のこと。アロマポット）やアロマライト（電球の熱で香りを拡散するアロマ器材）を使って精油を拡散させたり、スプレーとして使ったり、お風呂に入れてアロマバスにしたり、あるいは、希釈オイルと混ぜてマッサージに使うのもおすすめです。

平日の夜やウィークエンドなど、ゆっくり休みたいときに、ぜひアロマテラピーをお試しください。

ただし、精油は品質のいいものを選びたいところです。皮膚などへの影響も考えて、「100%ピュア&ナチュラル」なものがおすすめです。

さらに、シナモン・リーフは妊婦には使用を控えたほうがいいことが指摘されています。精油によっては使用が禁忌《きんき》な人もいますので、アロマテラピーの専門店でアドバイスを受けてから購入するのが安心です。

※本書は、2011年に新書判として小社より出版された『「腸ストレス」を取り去る習慣』に最新情報を加えて大幅に加筆、再構成し、文庫化したものです。

青春文庫

5万人《まんにん》の腸《ちょう》を診《み》てきた
専門医《せんもんい》が教《おし》える
「腸《ちょう》ストレス」が消《き》える食事《しょくじ》

2021年11月20日　第1刷

著　者　松《まつ》生《いけ》恒《つね》夫《お》

発行者　小澤源太郎

責任編集　株式会社プライム涌光

発行所　株式会社青春出版社

〒162-0056　東京都新宿区若松町 12-1
電話 03-3203-2850（編集部）
03-3207-1916（営業部）
振替番号　00190-7-98602

印刷／中央精版印刷
製本／フォーネット社

ISBN 978-4-413-09789-5